ESSAI SUR LES MANIFESTATIONS

ET LES COMPLICATIONS BUCCALES

DE LA ROUGEOLE

CHEZ LES ENFANTS

Par Edmond CAUBET

DOCTEUR EN MÉDECINE DE LA FACULTÉ DE PARIS

ANCIEN EXTERNE DES HÔPITAUX DE PARIS — MÉDAILLE DE BRONZE DE L'ASSISTANCE PUBLIQUE

PARIS

G. STEINHEIL, ÉDITEUR

2, rue Casimir-Delavigne 2

1889

ESSAI SUR LES MANIFESTATIONS

ET LES COMPLICATIONS BUCCALES

DE LA ROUGEOLE CHEZ LES ENFANTS

ESSAI SUR LES MANIFESTATIONS

ET LES COMPLICATIONS BUCCALES

DE LA ROUGEOLE

CHEZ LES ENFANTS

Par Edmond CAUBET

DOCTEUR EN MÉDECINE DE LA FACULTÉ DE PARIS

ANCIEN EXTERNE DES HÔPITAUX DE PARIS — MÉDAILLE DE BRONZE DE L'ASSISTANCE PUBLIQUE

PARIS

G. STEINHEIL, ÉDITEUR

2, rue Casimir-Delavigne 2

1889

INTRODUCTION

Nous nous proposons dans ce travail d'étudier les modifications morbides de la cavité buccale dans le cours de la rougeole. Les lésions de la muqueuse des lèvres, des joues, des gencives et de la langue seront tour à tour passées en revue. Nous montrerons leur fréquence dans les milieux hospitaliers, alors que ces lésions ne se rencontrent, pour ainsi dire,plus jamais dans la pratique journalière. Il semble, en effet, que l'hôpital soit le seul terrain favorable à leur éclosion, à cause de l'encombrement, et très probablement aussi à cause de la misère physiologique des petits malades et de leurs mauvais antécédents, héréditaires et naturels, qui les mettent en état de *locus minoris resistentiæ.*

Signalant d'abord les phénomènes morbides résultant de l'infection morbilleuse elle-même, nous examinerons ensuite ceux qui sont comme des accidents surajoutés à la maladie première, tels que les stomatites : vésiculeuse, pseudo-membraneuse, ulcéreuse, gangreneuse, etc., etc...

Nous ne parlerons pas des manifestations rubéoliques du voile du palais et du pharynx, ces localisations ayant été traitées fort complètement depuis longtemps.

Avant de commencer ce travail, nous sommes heureux qu'un usage traditionnel nous permette de remercier nos maîtres qui ont bien voulu nous guider pendant le cours de nos études médicales.

Que MM. les professeurs Hardy, Trélat et Potain, que MM. Segond, Landouzy, Rendu, H. Martin, acceptent ici ce faible témoignage de notre reconnaissance.

Nous ne saurions sans ingratitude oublier toute la bienveillance que MM. Budin, Champetier de Ribes et Auvard nous ont montrée si souvent pendant que nous étions externe dans le service d'accouchements de la Charité.

M. le Dr Gérard Marchant, chirurgien des hôpitaux, n'a cessé dès le début de nos études médicales de nous aider de ses conseils et de ses encouragements affectueux, nous lui en gardons une très vive gratitude.

M. le Dr Feuvrier, médecin-major de l'armée, et MM. Touvenaint et Pradel, élèves du service de M. le professeur Grancher, ont gracieusement mis à notre disposition les observations qu'ils ont recueillies sur notre sujet : nous leur en sommes fort obligé.

Que notre excellent ami, le Dr Martin de Gimard, chef de clinique adjoint à l'hôpital des Enfants-Malades, nous permette de lui dire ici notre profonde affection. C'est grâce à lui que nous avons pu être à même d'étudier les lésions qui forment l'objet de notre travail.

Nous prions M. le professeur Dieulafoy d'agréer l'expression de notre profonde reconnaissance pour le grand honneur qu'il nous a fait en acceptant la présidence de notre thèse.

CHAPITRE PREMIER

Des manifestations du virus rubéolique sur la muqueuse de la bouche

Nous allons tout d'abord étudier, dans une première partie, les manifestations de la rougeole du côté de la bouche ; nous verrons ensuite, dans une deuxième partie, les accidents qui sont surajoutés.

Il semble que les auteurs ne soient pas tous d'accord sur la fréquence ou la rareté des lésions buccales de l'infection morbilleuse.

Les uns (Rilliet et Barthez, *Maladies des Enfants*, t. II, p. 711, 1843) disent :

« Si nous jugeons d'après nos seules notes, la stomatite serait une complication très rare de la rougeole; car nous n'en avons constaté que deux cas (nous ne parlons pas des stomatites qui se terminent par gangrène). Cependant plusieurs pathologistes indiquent la coïncidence de ces deux affections, et l'on a décrit des épidémies de rougeole compliquée d'inflammation de la muqueuse buccale, comme on l'a constaté à l'hospice des Orphelins et à l'hôpital des Enfants. Dans l'une de ces épidémies observées par M. Kapeler, à l'hospice des Orphelins, dans l'été de 1826, la cautérisation par le nitrate d'argent amena une guérison rapide.

« Nous devons rapprocher de la stomatite une sorte d'inflammation de la langue que nous avons vue devenir rouge, grosse, épaisse : elle avait peine à sortir de la bouche. Cette complication est rare et peu grave, il nous suffit de la mentionner. »

D'autre part, nous trouvons dans Gerhardt (*Handbüch der kinderkrankheiten*) que l'existence de macules rouges sur la muqueuse de la bouche dans la rougeole n'avait pas échappé à Heim, Despine et Rayer, Trousseau, West, etc., et quelques-uns avaient considéré cette lésion comme un exanthème. Mais c'est à Gerhardt, Rehn, Steiner, que nous sommes redevables de la connaissance complète de cet exanthème.

C'est habituellement au deuxième ou au troisième jour après le début de la fièvre qu'apparaissent, sur la muqueuse de l'isthme du gosier légèrement hyperhémiée, des taches rouges qui s'étendent ensuite sur la muqueuse des joues, des lèvres et des gencives. Il n'est pas rare que la rougeur commence par être ponctiforme. Consécutivement l'exanthème buccal suit la marche de l'exanthème cutané. Lorsque l'exanthème prend le caractère hémorragique, les taches de la bouche prennent également ce caractère, et disparaissent en changeant de coloration comme les ecchymoses.

Quoi qu'il en soit, il est une variété de stomatite fréquente, c'est la stomatite que nous allons immédiatement étudier.

La rougeole étant une maladie infectieuse, bien que la nature du micro-organisme ne soit pas encore établie, il n'est pas surprenant qu'elle porte son action, non seulement sur le tégument externe, mais encore sur le tégument interne.

Les manifestations que l'on peut constater sont de deux ordres : comme dans toute affection fébrile, la rougeole donne lieu à un véritable catarrhe de la langue, des gencives ou des joues et s'accompagne d'un état saburral plus ou moins prononcé.

En outre, comme affection éruptive, elle peut également se manifester sur les joues, les gencives, les lèvres et la langue, par une éruption interne.

Nous n'insisterons pas sur les manifestations saburrales, la plupart des auteurs ayant depuis longtemps montré que la langue, les lèvres et parfois un peu la muqueuse des joues sont recouvertes d'un léger enduit saburral. Mais, cependant, il est intéressant de voir que, si ce n'est dans les cas de rougeole grave, on ne constate pas des fuliginosités noires rappelant jusqu'à un certain point les fuliginosités de la fièvre typhoïde. L'étude des manifestations du poison rubéolique sur les différenfes parties de la muqueuse buccale est, croyons-nous, encore plus digne d'intérêt.

Bouchut (*Maladies des Enfants*, 1878), parmi les complications de la rougeole, cite la stomatite qu'il appelle rougeole interne, apparaissant avec la rougeole cutanée. Il considère comme une complication heureusement fort rare la stomatite et la gangrène de la bouche, à la suite de l'inflammation des follicules de la muqueuse buccale.

Sanné (*Art. Rougeole. Dict. encyclop. des Sciences médic.*) dit que la stomatite habituellement légère peut être intense et durable, les gencives restent rouges, lisses, tuméfiées, mollasses, saignantes ; la face interne des joues présente aussi un certain degré de rougeur ; le muguet envahit facilement la muqueuse malade.

La stomatite s'accompagne exceptionnellement de glossite, complication grave; il y a un développement considérable de la langue qui sort de la bouche, la déglutition et la respiration sont très gênées. Lecornu (*De la Rougeole*, thèse de Paris, 1853) signale aussi la stomatite de la rougeole : « Les gencives présentent, surtout au pourtour de la base des dents, ces pellicules minces et blanchâtres qui sont caractéristiques de toute phlegmasie de la muqueuse buccale. »

Parmi les manifestations primaires, le Dr Carret (*Quelques considérations sur la Rougeole des enfants*, thèse de Paris, 1871) dit que la stomatite est une lésion des plus évidentes; toute la muqueuse est rouge, tuméfiée, et certaines glandules sont hypertrophiées, surtout à la partie postérieure des lèvres; les gencives sont tuméfiées, saignantes et recouvertes d'un enduit épithélial blanchâtre qui s'enlève facilement avec l'ongle. La langue est aussi augmentée de volume, elle est recouverte d'un enduit saburral plus ou moins épais. Parfois surviennent des vomissements, des nausées indiquant un embarras gastrique.

Dans une première observation d'un enfant de trois ans, atteint de rougeole, il montre : « la langue blanche, recouverte d'un enduit saburral épais, large et rouge à la pointe. De plus toute la muqueuse buccale, y compris la muqueuse gingivale, est d'un rouge vif; les lèvres sont un peu tuméfiées, les glandules sont hypertrophiées et l'on remarque sur le bord libre des gencives une augmentation de volume notable, ainsi que de petits dépôts blanchâtres épithéliaux. »

Pour Blanckaert (*Des complications de la Rougeole chez l'enfant*, thèse de Paris, 1863), l'inflammation de la bouche pendant le cours de la rougeole produit rarement des accidents assez fâcheux pour attirer toute l'attention du médecin. Cette stomatite serait plus fréquente en temps d'épidémie et serait due à l'intensité du mouvement fébrile, à l'éruption muqueuse et peut-être à l'altération du sang : quelquefois elle en est la complication la plus fréquente. (Epidémie aux Orphelins en 1828, observée par Kœpeler.)

A l'injection vive et à la tuméfaction succèdent le ramollissement et l'ulcération de la muqueuse avec écoulement sanguin, qui, infiltrant les parties, leur donne un aspect tout à fait gangreneux. Cette complication n'a pas de gravité, malgré son apparence inquiétante, et cède facilement à un traitement approprié.

« Pour la plupart des anatomistes (thèse Ragon : *De la Rougeole compliquée chez l'enfant et chez l'adulte*. Paris, 1859) la phlegmasie occuperait spécialement le corps muqueux de ces membranes. C'est peut-être à cette cause qu'il faut attribuer la forme de leur inflammation plus souvent érythémateuse que pseudo-membraneuse ou folliculaire.

« Les lèvres, les fosses nasales surtout, sont souvent le siège de rougeurs, de fuliginosités, d'ulcérations que les malades entretiennent en les égratignant. Quelquefois ce sont des gangrènes qui peuvent occuper les gencives, les joues, le pharynx, les poumons, l'anus ou la vulve.

« La stomatite complique quelquefois la rougeole, mais cette complication est excessivement rare, surtout en ville: on ne l'observe guère que dans les hôpitaux, chez les enfants débilités, et, dans ce cas, elle s'accompagne de gangrène. »

Les manifestations érythémateuses de la bouche se montrent, en général, en même temps que le catarrhe nasal et pharyngien, comme le prouvent nos observations. Leur intensité varie comme l'intensité des différents catarrhes dont nous venons de parler.

Dans certains cas, on trouve la bouche recouverte d'un piqueté rouge rappelant absolument le piqueté du voile du palais, et attirant immédiatement l'attention par sa vive coloration ; d'autrefois, c'est à peine si, en examinant avec grand soin la cavité buccale, on peut percevoir une rougeur un peu plus accentuée de la langue, un léger érythème de la face interne des joues, une coloration un peu plus vive des gencives.

Enfin, il est des cas où l'exanthème buccal peut faire défaut ou tout au moins a pu être si fugace qu'il a déjà disparu lors de l'examen de la bouche de l'enfant.

Son intensité n'est nullement en rapport avec la gravité de la maladie ; cependant, alors que l'éruption est peu accentuée ou mal sortie, on ne trouve le plus souvent que très peu ou pas de rougeur de la bouche.

Outre cet aspect érythémateux que nous venons de signaler, on peut constater du côté de la cavité buccale certaines modifications apparaissant le plus souvent à la suite de l'érythème, et attestant une intensité plus grande de l'inflammation. C'est ainsi qu'on peut voir une desquamation plus ou moins étendue de la muqueuse de la langue, laissant après elle une coloration rouge et un aspect irrégulier de la face dorsale, analogue à celui de la langue dans la scarlatine ; nous en avons recueilli plusieurs observations que l'on trouvera plus loin.

Cet aspect irrégulier de la langue pourrait, dans certains cas, induire en erreur si les autres symptômes ne permettaient pas de faire le diagnostic.

D'autre part, on constate souvent, en même temps qu'un léger érythème en différents points de la muqueuse buccale, un certain degré de gonflement de cette muqueuse. Il se passe en elle quelque chose de semblable à ce qui se produit dans le derme : il s'y fait une infiltration plus ou moins prononcée.

Après la période érythémateuse, alors même que les phénomènes fébriles sont peu accentués et l'état saburral, pour ainsi dire, nul, il peut exister, du fait même de l'inflammation rubéolique, une prolifération épithéliale. On trouve alors un léger enduit blanchâtre sur les gencives. Il en est de même en ce qui concerne la muqueuse des lèvres et des joues.

Si nous comparons les modifications qui surviennent du côté de la bouche à celles des autres muqueuses, nous voyons qu'on retrouve ici les deux périodes de catarrhe sec et de catarrhe humide.

En effet, l'érythème ayant disparu, il existe un état catarrhal de la muqueuse qui n'a rien de spécial.

Si, d'ordinaire, on ne constate qu'un léger degré de rougeur de la muqueuse avec une tuméfaction plus ou moins accentuée, nous avons pu voir se produire du côté des glandes de la muqueuse buccale, des phénomènes d'hypersécrétion avec rétention, coïncidant avec l'apparition de la miliaire sur la peau. (Observation I, empruntée à la thèse du Dr Ragon.)

Il semble tout naturel de rapporter les deux phénomènes et de se demander si, dans un cas comme dans l'autre, le poison rubéolique éliminé par les glandes ne produit pas ces phénomènes.

L'énanthème buccal subit les mêmes modifications que l'énanthème du pharynx et que l'exanthème. Par suite, lorsque ceux-ci deviennent hémorragiques, l'éruption buccale prend également ce caractère. On a observé des hémorragies gingivales dans le cours de la rougeole. (Dieulafoy, tome II, *Path. int.*, p. 535. — Gerhardt.) Cette exhalation sanguine témoigne de la nature hémorragique de l'affection.

Aux Enfants-Trouvés, le cas suivant montre une rougeole, suivie d'anasarque, puis d'éruption miliaire, enfin d'une stomatite intense.

Observation I (Thèse Ragon).

M..., agé de 6 ans, chétif, d'une constitution lymphatique, est entré le 4 juillet, avec une rougeole peu intense, dont l'éruption n'a duré que deux jours.

27 *juillet.* — Œdème de la face et des membres inférieurs. 30 *juillet.* — Œdème des parties abdominales, bourses et verge. 2 *août.* — Infiltration du dos, urines albumineuses. Les jours suivants l'œdème diminue.

16 *août.* — Éruption sous forme de papules très petites, plus confluentes à la face que sur les membres supérieurs : il n'y a plus d'albumine dans les urines. 20 *août.* — Disparition de l'éruption.

28 *août.* — La muqueuse buccale est rouge, douloureuse : on remarque deux ulcérations à la face interne des lèvres; un liseré blanc existe autour des dents sur le bord alvéolaire des gencives : l'haleine est fétide.

On cautérise les ulcérations avec le nitrate d'argent. Le lendemain l'haleine est encore plus fétide, la bouche beaucoup plus rouge et les ulcérations plus larges.

Nouvelle cautérisation : on donne un citron pour gargariser les gencives.

L'usage du citron produit un bon effet sur les gencives, et sur toutes les parties avec lesquelles il se trouve en contact et, le 4 septembre, la stomatite a disparu; l'état du malade est excellent, l'appétit est très bon.

Cependant le 9, un léger degré d'infiltration semble s'être produit : on prescrit de nouveau des bains de vapeur, et l'enfant sort guéri le 14 septembre.

Observation II (Inédite).

Receve Berthe, 5 ans et demi, entrée le 29 janvier 1889, salle Guersant, lit n° 11, service du Prof. Grancher.

C'est la troisième fois que cette enfant a la rougeole (?)

La personne qui a amené la malade ne parlant pas français, on ne peut avoir aucun renseignement.

L'éruption semble pâlie, mais nettement rubéolique. Respiration un peu affaiblie à gauche. Gorge rouge : piqueté sur le pharynx qui présente un peu de rougeur. Stomatite légère. Vulve rouge. 24 — Sortie : Guérison.

Observation III (Inédite). — *Rougeole. Broncho-pneumonie intense. — Stomatite légère.*

Armand Christophe, 11 ans et demi, entré le 30 janvier 1889, salle Guersant, lit n° 8, service du Prof. Grancher.

Père bien portant, mère morte d'un asthme, vingt-quatre enfants, dont quatorze morts. Les dix autres, dont le malade, sont ordinairement bien portants.

Enfant né à terme, élevé au sein à la campagne. Sevré à deux ans, Dentition sans accidents. Pas de maladie antérieure. Depuis le 29 janvier l'enfant tousse un peu, il a de la fièvre et un catarrhe oculo-nasal. L'éruption a commencé ce matin en envahissant les joues.

Gorge rouge. Rien du côté des poumons.

31 *janvier.* — Éruption généralisée. Gorge très rouge, stomatite légère.

1er *février.* — L'éruption est à son déclin. La gorge et la muqueuse buccale sont moins enflammées; écoulement des yeux moins abondant.

2 *février.* — Éruption presque effacée. La gorge et la bouche tendent à reprendre leur aspect normal.

3 *février.* — Éruption complètement disparue. La gorge va bien ainsi que la bouche, pas de congestion pulmonaire.

6 *février.* — Point de côté à gauche. T. 40° 2. Respiration 44. Pouls 128 ; pleurodynie. Diminution de la sonorité à la portion inférieure de la région axillaire et au tiers inférieur de la partie postérieure du thorax.

Traitement : deux ventouses scarifiées : julep diacodé.

7 *février*. — Matité dans tout le tiers inférieur du poumon gauche, bronchophonie au tiers moyen.

Ces signes physiques disparaissent les jours suivants et le 20, l'enfant sort guéri.

Observation IV (Inédite). — *Rougeole. — Stomatite légère*

Glairon, Joséphine, 5 ans, entrée le 1er février 1889, salle Guersant, lit n° 2, service du Prof. Grancher.

2 *février*. — Éruption rubéolique boutonneuse au niveau des oreilles, intense sur le dos, assez prononcée sur la poitrine, légère sur les membres supérieurs.

Râles sous-crépitants des deux côtés. Impétigo du menton.

Stomatite érythémateuse. Gorge rouge. Vulve un peu rouge.

17 *février*. — Sortie. Guérison.

Observation V (Inédite). — *Rougeole. — Stomatite légère*

Dubois, Paul, 13 mois, entré le 31 janvier 1889, salle Guersant, lit n° 12, service du Prof. Grancher.

L'enfant présente le chapelet rachitique, de l'adénite axillaire et inguinale.

L'éruption apparaît sur la face, confluente sur le dos, le ventre et la poitrine, les membres supérieurs, la partie externe de la jambe et la cuisse gauche et à la partie antéro-interne de la cuisse droite.

Râles sous-crépitants aux deux bases. Toux coqueluchoïde.

2. — Même état.

4. — Un peu de stomatite sans ulcération de la muqueuse buccale.

6. — Points blanchâtres adhérents sur l'amygdale gauche.

7. — Il n'y a plus de points opalins sur l'amygdale gauche.

10. — Un point blanchâtre sur l'amygdale gauche.

11. — Gorge normale. 16. — Guérison. Sortie.

Observation VI. (Inédite). — *Rougeole. — Stomatite érythémateuse.*

Lesbourdy, Patrice, 10 ans, entré le 1er février 1889, salle Guersant, lit n° 2, service du Prof. Grancher.

Père et mère morts, cette dernière probablement tuberculeuse.

L'enfant, élevé à la campagne, a toujours été bien portant.

28 *janvier*. — Mal de gorge. Vomitif. 29 *janvier*. — Catarrhe culo-nasal et éternuements.

1er *février*. — L'éruption rubéolique apparait aux joues et au menton. La muqueuse buccale et les amygdales sont rouges ; le voile du palais tuméfié : on remarque de petites ulcérations aux commissures labiales.

3 *février*. — La gorge et la muqueuse buccale ont repris leur aspect normal. 11 *février*. — Sortie. Guérison.

Observation VII (inédite). — *Rougeole*. — *Stomatite légère.*

Poulain, Alfred, 4 ans, entré le 6 mars 1889, salle Guersant, service du Pr Grancher.

Pas d'antécédents héréditaires. Né à terme, élevé au sein par sa mère à Paris; sevré à quatorze mois ; a marché à neuf mois. Dentition précoce sans accidents (première dent à 2 mois).

A deux ans, bronchite qui a duré six semaines.

Depuis trois jours, l'enfant est souffrant, tousse et a du catarrhe oculo-nasal.

L'éruption rubéolique a paru ce matin à la face.

Râles sous-crépitants gros dans toute l'étendue des deux poumons en arrière, et en avant et à gauche.

Angine rubéolique caractéristique. — Stomatite érythémateuse légère.

10 *mars*. Voix éteinte. Teinte opaline des amygdales. Passage à la diphtérie.

Observation VIII (inédite). — *Rougeole*. — *Stomatite légère*. — *Desquamation de la langue.*

Martin, Mathilde, 3 ans et demi, entrée le 15 mars 1889, salle Guersant, lit n° 13. Service du Pr Grancher.

Pas d'antécédents héréditaires.

Née à terme, élevée au sein par sa mère. Dentition normalement effectuée sans accidents autres qu'un peu de diarrhée.

Le 20 *février*, l'enfant est amenée à la salle Gillette pour des ulcérations de la plante des pieds et de la commissure labiale gauche, ulcérations de nature probablement tuberculeuse, l'enfant étant atteinte de tumeur blanche du genou droit. Depuis quatre jours, l'enfant est souffrante, elle tousse : elle vomit et a de la diarrhée. Larmoiement, ca-

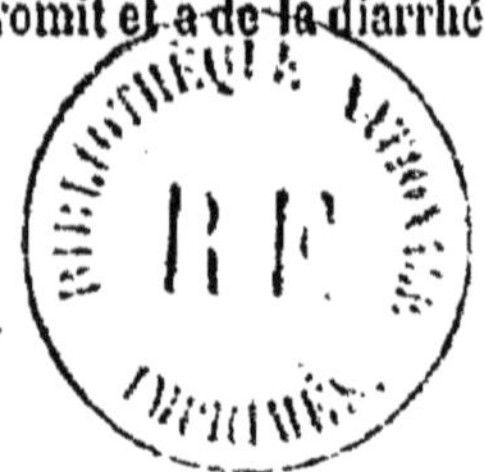

tarrhe oculo-nasal. L'éruption a paru cette nuit. — On la transporte à la salle Guersant.

15 *mars*. Éruption rubéolique assez pâle sur la face. Confluente sur la partie inférieure du tronc en avant et en arrière. Coup de pinceau conjonctival. Gorge rouge avec de la stomatite, langue desquamée, piqueté du voile du palais.

La joue gauche est œdématiée, comme pendante.

16 *mars*. Râles sous-crépitants fixés dans le tiers moyen du poumon gauche.

20 *mars*. Fausses membranes sur la gorge. Passage au pavillon de la diphtérie.

OBSERVATION IX (inédite). — *Rougeole*. — *Stomatite érythémateuse*.

Martini, Madeleine, 6 ans et demi. Entrée le 21 février 1889, salle Guersant, lit n° 12. Service du Pr Grancher. Venue de la salle Husson.

Éruption maculeuse rubéolique sur la face, le tronc et les cuisses : pinceau conjonctival ; catarrhe oculo-nasal. Angine nettement rubéolique, piqueté sur le voile du palais et rougeur des amygdales.

Stomatite érythémateuse légère.

6 *mars*. Un peu d'eczéma sur la lèvre inférieure. 9. Guérison.

OBSERVATION X (inédite). — *Rougeole*. — *Stomatite érythémateuse*.

Pinton, Noël, 3 ans, entré le 26 mars 1889, salle Guersant, lit n° 12, service du Pr Grancher.

Pas d'antécédents héréditaires : vingt et un enfants dont onze morts en bas âge, une fausse couche, neuf vivants en bonne santé.

Élevé au biberon : sevré à 15 mois, a marché à un an, première dent à 8 mois, sans accident.

Depuis le 24 mars l'enfant se plaint.

Le 25 *mars*, l'éruption rubéolique apparaît sur le ventre. Catarrhe oculo-nasal, toux, diarrhée.

27 *mars*. Gorge rouge. Stomatite érythémateuse ; angine rubéolique, piqueté sur les amygdales. 30 *mars*. Sortie, guérison.

Observation XI (inédite). — *Rougeole.* — *Desquamation de la langue.*

Feron, Olive, 29 mois, entrée le 11 janvier 1889, salle Bouvier et le 1er février, salle Guersant, lit n° 8, service du Pr Grancher.

Pas d'antécédents héréditaires; père et mère bien portants.

Élevée à Paris au biberon, à la crèche. Elle n'a jamais marché seule, et n'a commencé à parler qu'à quatorze mois.

Début de rachitisme vers vingt mois. Bronchites répétées. Impétigo.

Il y a deux mois, abcès froids sur le pied gauche et la main droite; on l'amène salle Bouvier (chirurgie).

Le 1er *février*, elle entre salle Guersant, en pleine éruption rubéolique. L'enfant est très pâle. La langue est desquamée à la pointe; la gorge rougeâtre au niveau des amygdales. Respiration affaiblie en arrière, aux deux bases, surtout à gauche.

Les phénomènes stéthoscopiques augmentent d'intensité et l'enfant meurt le 9 février.

Observation XII (inédite). — *Rougeole.* — *Desquamation de la langue.*

Ravatin, Louis, 7 ans, entré le 1er février, salle Guersant, lit n° 22. Service du Pr Grancher.

Père mort? Mère tuberculeuse. L'enfant a été élevé à Paris par sa mère avec des soupes et des panades.

Il y a un an, il a eu un eczéma à la tête.

Depuis deux jours, catarrhe oculo-nasal. L'éruption rubéolique paraît, le matin du 1er février, surtout sur l'avant-bras droit.

Le 2 *février*. L'éruption pâlit. La gorge est rouge, il y a un léger degré de stomatite; la langue est desquamée.

Râles sous-crépitants aux deux bases des poumons en arrière. Guérison. Sortie le 14 février.

Observation XIII (inédite). — *Rougeole.* — *Desquamation de la langue.*

Moreau, Jeanne, 14 mois, entrée le 28 février 1889, salle Guersant, lit n° 18. Service du Pr Grancher.

Éruption rubéolique apparue le 28 février.

1er *mars*. Éruption peu colorée sur la face et sur le tronc, plus rouge aux avant-bras et sur les cuisses.

Presque pas d'angine, langue sèche, desquamée, elle a un aspect vernissé.

Tirage de broncho-pneumonie. Amaigrissement extrême, état presque squelettique, chapelet rachitique au niveau des côtes. L'enfant se meurt. Enveloppement dans le drap mouillé. T. avant 39° 9; après 38° 3.

4 *mars*. Mort.

Observation XIV (inédite). — *Rougeole. — Desquamation de la langue.*

Degoy, Jeanne, 10 ans, entrée le 3 mars 1889, salle Guersant, lit n° 11. Service du Pr Grancher.

Pas d'antécédents héréditaires. 4 *mars*. Éruption nettement rubéolique, généralisée.

Langue desquamée.

Râles sous-crépitants à bulles fines en arrière, dans toute l'étendue des poumons, avec prédominance à droite. 14 *mars*. Sortie. Guérison.

Observation XV (inédite). — *Rougeole. — Desquamation de la langue.*

Fénéant Hélène, 3 ans, entrée le 4 mars 1889, salle Guersant, lit n° 10. Service du Pr Grancher.

Père bien portant, mère tuberculeuse.

Les grands parents maternels sont morts d'affection de poitrine.

L'éruption a apparu hier.

Aujourd'hui 5 *mars*, éruption rubéolique, peu colorée, au niveau du menton, sur le tronc, plus abondante sur le ventre et le dos, caractéristique au cou et derrière les oreilles. Conjonctivite palpébrale assez intense.

Rougeur intense des amygdales, piqueté prononcé sur le voile du palais. Langue desquamée.

Râles sous-crépitants en arrière et à la base du poumon gauche.

Ces phénomènes restent stationnaires les jours suivants.

Le 7 *mars*, fausses membranes blanchâtres sur la pointe de la langue, on les touche avec du naphtol camphré. Le 8 *mars*, enfant cyanosée. T : 40°, mort.

Observation XVI (inédite). — *Rougeole.* — *Desquamation de la langue.*

Bouillot Paul, 6 ans, entré le 11 mars 1889, salle Guersant, lit n° 6. Service du Pr Grancher.

Pas d'antécédents héréditaires.

Élevé au sein à la campagne. A marché à dix-huit mois, a parlé à vingt-quatre mois, pas d'accidents de dentition.

A trois ans fluxion de poitrine; depuis l'enfant tousse tous les hivers.

Depuis trois jours l'enfant se plaint de mal à la tête. L'éruption rubéolique a paru hier.

11 *mars.* Larges placards rouges sur les membres inférieurs. Angine caractéristique avec desquamation de la langue. Râles sous-crépitants aux deux bases en arrière.

30 *mars.* L'enfant sort guéri.

Observation XVII (inédite). — *Rougeole.* — *Desquamation de la langue.*

Hoffmann Arsène, 2 ans 1/2, entré le 23 mars 1889, salle Guersant, lit n° 10. Service du Pr Grancher.

Pas d'antécédents héréditaires. Né à terme, élevé à la campagne par une nourrice au biberon. Sevré à onze mois environ. Dentition normale sans accident. Il y a deux mois, angine qui a duré huit jours. Il y a un mois, dyssenterie pour laquelle il est soigné pendant trois semaines à l'hôpital. Depuis huit jours qu'il en était sorti, il était pâle, faible, somnolent, il toussait. Catarrhe oculo-nasal. Gorge rouge. La langue est rouge, desquamée. L'éruption rubéolique a paru hier sur la face; cette éruption peu intense est de courte durée; l'enfant sort guéri le 29 mars.

CHAPITRE II

Manifestations buccales qui semblent être des accidents surajoutés à l'infection rubéolique.

Comme toute affection débilitante, la rougeole peut se compliquer de muguet : mais c'est surtout chez les nourrissons rubéoliques qu'on rencontre généralement cette stomatite. Elle est fort rare, mais sa présence doit faire réserver le pronostic, car elle indique l'athrepsie ou du moins un grand affaiblissement de l'économie par un tel défaut de nutrition que le petit malade se trouve dans des conditions fort désavantageuses pour combattre l'infection morbilleuse. Le Dr Touzelin (*thèse Paris*, 1859) signale un cas de rougeole compliqué de muguet. Nous ne faisons que mentionner cette complication pour examiner plus attentivement la stomatite vésiculeuse.

Stomatite vésiculeuse. — Dans cette stomatite l'on doit étudier deux espèces de lésions : la stomatite aphteuse, la stomatite herpétique :

1o **Stomatite aphteuse.** — La fréquence de la stomatite aphteuse chez l'enfant, en dehors de toute autre maladie, nous explique son existence chez certains rubéoliques, et il ne nous semble pas admissible de faire jouer un rôle actif à l'infection morbilleuse, même pour expliquer l'apparition d'aphtes sur la muqueuse buccale, d'autant plus que, dans des cas très nombreux, les aphtes existaient avant l'apparition de la rougeole.

La stomatite aphteuse évolue alors pour son propre compte, et l'on peut l'expliquer ici par une infection surajoutée.

Souvent, en effet, les petits malades ont une mauvaise dentition; on trouve plusieurs dents cariées, et souvent la carie dentaire s'accompagne d'une suppuration qui, à elle seule, est une cause suffisante de la production aphteuse. Mais si les aphtes ne semblent pas dus à la rougeole même, ne peut-on se demander quel rôle jouera la rougeole dans leur évolution ?

C'est un point que nous étudierons à nouveau, quand nous nous occuperons de la gangrène de la bouche.

Chez les enfants très jeunes, les aphtes, en gênant l'alimentation par la douleur qu'ils causent, augmentent la dénutrition et assombrissent le pronostic de l'infection rubéolique. Mais le plus souvent, surtout si l'on applique un traitement convenable, la stomatite aphteuse sera une complication de peu de gravité.

Dans certains cas, après la disparition des aphtes, il subsiste une ulcération qui prend l'aspect pseudo-membraneux et peut rendre le diagnostic fort délicat si, dans la même salle d'hôpital, il y a des cas de diphtérie. Pour établir ce diagnostic, on se fonde sur ce que les fausses membranes se reproduisent très rapidement dans la diphtérie, après leur enlèvement, tandis que dans la stomatite aphteuse elles ne se reproduisent pas; et sur l'apparition de la diphtérie en d'autres points.

La cavité buccale (Gerhardt : *Handbuch der Kinderkrankheiten*) est fréquemment le siège de différents accidents tels que les aphtes. Ceux-ci peuvent survenir au moment de l'apparition de l'exanthème. La stomatite ulcéreuse est plutôt un accident consécutif de la maladie rubéolique. Au reste, ces deux lésions peuvent se trouver réunies. L'éruption aphteuse n'est pas d'un très mauvais pronostic.

Le siège de prédilection des aphtes est, comme nous le verrons dans nos observations, d'abord la langue, ensuite les lèvres et la face interne des joues.

2° **Stomatite herpétique.** — La stomatite herpétique est plus rare chez les enfants. Elle survient dans quelques cas cependant; il y a alors coïncidence de deux affections distinctes : rougeole d'une part, herpès de l'autre.

Il est naturel de supposer que chez les sujets à tempérament herpétique, cette stomatite puisse se montrer plus facilement que chez les autres individus. Nos recherches nous permettent cependant d'admettre qu'elle est peu fréquente, tout au moins chez l'enfant rubéolique

Observation XVIII. — (Thèse Puech. *Contribution à l'étude de la rougeole chez l'enfant. Paris,* 1884). — *Stomatite aphteuse.*

Pauline, âgée de 2 ans, entrée à l'infirmerie le 14 décembre 1883, atteinte de rougeole. Éruption généralisée qui devient ecchymotique, surtout à la face, les jours suivants. Catarrhe oculo-nasal, toux fréquente.

Le 19 *décembre.* La nuit a été des plus mauvaises, l'enfant s'agitait, jetait ses couvertures, voulait se lever. La voix est enrouée, la toux presque croupale. Quelques aphtes sur la langue, rougeur du pharynx, exsudations pultacées sur les deux amygdales. Pouls 124. Mouv. respir. 56. Fièvre très vive. Potion : Looch blanc, 120 grammes, chlorate de potasse, 2 grammes.

20 *décembre*. L'exanthème est toujours d'un rouge foncé, il semble pourtant s'atténuer un peu. Même état que la veille.

21 *décembre*. L'enfant est un peu affaissée, elle a eu quatre selles diarrhéiques hier soir et deux dans la nuit. La toux est de plus en plus rauque; les aphtes n'ont subi aucune modification favorable, les amygdales présentent toujours des exsudations. Toute l'arrière bouche est boursouflée. Râles moins nombreux. On remplace le looch au chlorate de potasse par la solution suivante : Perchlorure de fer, 20 gouttes, eau distillée, 100 grammes.

L'enfant sort guérie au commencement de janvier.

Observation XIX (résumée, même thèse).

Paul, 2 ans, entre à l'infirmerie le 12 décembre, en pleine éruption rubéolique. L'exanthème généralisé devient ecchymotique à la face et sur quelques points des membres inférieurs; toux sèche, quinteuse, râles sous-crépitants en arrière et à gauche. Selles normales.

Le 16 *décembre*. Bouche remplie d'aphtes, contre lesquels on prescrit un collutoire au borate de soude. T. M. : 38° 7. S. : 39° 6. Mouvement respiratoire 68. Pouls 124. Mort le 17 au soir.

A ces observations fort concluantes sur la présence de la stomatite aphteuse dans le cours de l'infection rubéolique, nous ajouterons dix autres observations inédites, recueillies dans le service du professeur Grancher à l'hôpital des Enfants-Malades.

Observation XX (inédite). — *Rougeole*. — *Stomatite aphteuse*.

Butiau Léon, 8 ans 1/2, entré le 26 janvier 1889, salle Guersant, lit n° 6. Service du Pr Grancher.

Pas d'antécédents héréditaires.

L'enfant a séjourné deux jours au pavillon de la diphtérie pour une angine.

28 *janvier*. L'éruption, apparue hier sur le tronc, est à son déclin et n'est plus nettement visible que sur les bras et sur les cuisses.

Sur la langue, en plusieurs points, on trouve des taches arrondies, les plus grosses comme une tête d'épingle, qui semblent dues à des aphtes. A gauche, on voit une molaire cariée et, à ce niveau, un enduit blanchâtre qui paraît être de nature aphteuse.

29 *janvier*. Les taches aphteuses ont disparu. 13 *février*. Sortie. Guérison.

OBSERVATION XXI (inédite). — *Rougeole*. — *Stomatite aphteuse.*

Rora Marguerite, 2 ans 1/2, entrée le 8 février 1889, salle Guersant, lit n° 5. Service du Pr Grancher.

Parents bien portants. Rien à signaler dans les antécédents naturels. Bronchite l'an dernier, depuis, deux rechutes; dernièrement une troisième bronchite pour laquelle elle entre salle Chaumont.

9 *février*. Eruption rubéolique généralisée, peu intense. Gorge rouge. Catarrhe nasal. Bronchite.

13 *février*. Au-dessous de la langue, tache blanchâtre de la grosseur d'une lentille.

14 *février* et jours suivants, persistance des taches blanches sous la langue.

Le 17 *février* elle est emmenée mourante par ses parents malgré avis du chef de clinique adjoint.

OBSERVATION XXII (inédite). — *Rougeole*. — *Stomatite aphteuse.*

Lebleuf Georges, quatorze ans, entré le 15 février 1889, salle Guersant, lit n° 6, service du Pr Grancher.

Pas d'antécédents héréditaires. Dans les antécédents naturels, aucune maladie à signaler.

16 *février*. Rougeur intense sur les joues, nettement limitée, formant placard. Quelques macules sur le corps. La luette et les amygdales sont rouges; sur le voile du palais il y a un piqueté rougeâtre. Stomatite aphteuse.

17 *février*. Stomatite aphteuse stationnaire; lavages à l'eau boriquée.

18 *février*. Légère ulcération de la muqueuse buccale au niveau du pli gingivo-labial : ulcération allongée, de un centimètre de longueur, à fond grisâtre, due aux aphtes; à peu de distance de cette lésion, il y a un aphte très net.

19 *février*. La stomatite va mieux : l'ulcération tend à se cicatriser.

20 *février*. L'enfant va bien. 24 *février*. Sortie, guérison.

Observation XXIII (inédite). — *Rougeole.* — *Stomatite aphteuse.* — *Stomatite diphtéritique.*

Salen Gustave, cinq ans et demi, entré le 19 février 1889, salle Guersant, lit nº 1. Service du Pr Grancher.

Il vient de la salle Blache où il était entré le 22 janvier pour une scarlatine.

Le 18 *février*, éruption rubéolique franchement caractérisée à la face.

19 *février*. Gorge rouge ; piqueté du voile du palais ; un peu de rougeur de la muqueuse de la joue ; deux aphtes dont l'un a la dimension d'un grain de chènevis, l'autre d'un grain de millet ; quelques aphtes punctiformes sur les lèvres. Bronchite.

22 *février*. On trouve sur la langue des points blanchâtres rappelant l'aspect des fausses membranes diphtéritiques ; il en existe aussi sur la face interne des lèvres. Passage au service de la diphtérie.

Observation XXIV (inédite). — *Rougeole.* — *Broncho-pneumonie.* — *Stomatite aphteuse.*

Kupfer Maurice, deux ans, entré le 9 mars 1889, salle Guersant, lit nº 18, service du Pr Grancher.

Père bien portant. La mère a une bronchite chronique. L'enfant élevé au biberon par sa mère a marché à dix-sept mois ; aucun accident de dentition.

L'éruption rubéolique a apparu le 8 mars sur la figure ; cette éruption se généralise les jours suivants, larmoiement : catarrhe oculo-nasal.

10 *février*. Diminution de la respiration et matité au tiers moyen en arrière et à gauche. Respiration affaiblie en avant et à droite. Gorge rouge.

Stomatite aphteuse de la lèvre inférieure.

Langue desquamée dans sa partie antérieure. Voix éraillée. 15 *février*. Mort.

Observation XXV (inédite). — *Rougeole.* — *Stomatite aphteuse.*

Livet Auguste, cinq ans, entré le 19 mars 1889, salle Guersant, lit nº 5. Service du Pr Grancher.

Vient de la salle Giraldès où il était entré pour une tumeur blanche du genou droit. Chapelet rachitique. Éruption rubéolique sur la face, le corps ; très intense sur le dos. Râles sous-crépitants aux deux bases ; submatité de deux travers de doigt à la base gauche ; diminution de la respiration à la base droite.

Points blancs sur la langue qui peuvent être dus à des aphtes ou à des fausses membranes. Rougeur de la gorge. 28 *février*. Guérison.

OBSERVATION XXVI (inédite). — *Rougeole compliquée de broncho-pneumonie avec stomatite herpétique.*

Pihet Anna, trois ans, entrée le 15 février 1889, salle Guersant, lit 11. Service du Pr Grancher.

Père délicat, mais pas maladif, mère bien portante. Sept enfants, dont six morts, tous nés avant terme n'ont vécu que trois semaines ou un mois.

L'enfant élevée au sein par une nourrice à la campagne pendant trois mois, l'a été ensuite au biberon.

Elle a marché à dix-huit mois. Première dent à sept mois, aucun accident de dentition ; elle a toujours été bien portante. L'enfant est dans une pension depuis trois semaines ; c'est le premier cas de rougeole.

Le 13 *février*, on a remarqué que l'enfant toussait beaucoup, les yeux et le nez coulent, pas d'éruption.

16 *février*. Rougeur des amygdales ; piqueté sur le voile du palais, catarrhe oculo-nasal ; pinceau sous-conjonctival. Toux, éternuement. Rougeur légère sur les joues.

Quelques macules derrière l'oreille droite, sur le dos, sur la poitrine à la partie antérieure.

Traitement : Acétate d'ammoniaque : 50 centigrammes.

17 *février*. La rougeur a augmenté au niveau des oreilles et sur la face. Conjonctivite plus intense. On trouve sur le dos des taches rouges, s'effaçant à la pression, présentant en certains points de leur surface des vésicules dues à des sudamina, comme le prouve l'existence de sudamina extrêmement nets à côté de taches rubéoliques.

Au niveau du voile du palais, on constate, en outre du piqueté rougeâtre habituel à la rougeole, l'existence de petites vésiculettes, de dimensions d'une pointe d'épingle, comparables aux sudamina qu'on trouve sur la peau.

On peut se demander si ce n'est pas la même cause, s'il n'y a pas là hypersécrétion des glandes folliculaires, avec obstruction de l'orifice glandulaire.

Traitement : lavages quotidiens du pharynx avec la solution boriquée saturée.

18 *janvier*. L'éruption est très intense et très colorée. Elle se généralise sur le tronc et les membres : elle est très accentuée à la face.

Diminution de la respiration en arrière dans toute la partie droite.

On trouve sur la muqueuse des joues de petites vésiculettes.

Légère rougeur œdémateuse de la vulve.

19 *janvier*. Rougeur absolument nette et vive sur les cuisses. La respiration diminue des deux côtés de la poitrine. Râles sous-crépitants à la base du poumon gauche. Desquamation de la langue, accentuée surtout à la partie moyenne. La langue est sèche et ressemble un peu à la langue des scarlatineux. — 22 *janvier*. — Mort.

CHAPITRE III

Stomatite ulcéreuse

La stomatite ulcéreuse peut se montrer consécutivement à la rupture d'aphtes ; elle survient aussi quelquefois, pour ainsi dire, spontanément, alors qu'il se produit des excoriations des gencives.

La stomatite ulcéro-membraneuse spécifique apparaît également lorsqu'il y a infection surajoutée et quand on n'a pas pris toutes les précautions antiseptiques nécessaires. Il est très rare, aujourd'hui, de la voir se développer dans la rougeole, étant donné l'isolement habituel des petits malades, et surtout depuis que l'on a soin de veiller à une grande propreté, tant de la cavité buccale que de l'individu tout entier.

La stomatite ulcéro-membraneuse est tenace quand elle est laissée à elle-même, elle n'apparaît qu'à la fin de la maladie ou pendant la convalescence! (Art. Rougeole, SANNÉ. *Dict. Encyclop. des Sciences méd.*)

Le Dr Touzelin, dans sa thèse inaugurale (*Étude sur quelques points de philosophie médicale à propos de la rougeole.* Paris, 1859) attribue au mauvais état des dents une gingivite ulcéreuse qu'il a a observée chez un enfant rubéolique, et préconise le chlorate de potasse. Il ajoute : « Si les accidents du côté de la bouche reconnaissent le plus souvent comme cause prédisposante l'état de la dentition, il faut avouer aussi que souvent on est forcé de les attribuer directement à l'influence morbilleuse. » La gingivite ulcéreuse peut se développer dans la période prodromique même; elle est susceptible de revêtir différentes formes, et peut s'accompagner de lésions plus ou moins graves, telles que la nécrose partielle du maxillaire supérieur droit, lésion qu'il observa chez un enfant qui avait toutes ses dents en parfait état. « Cette affection, ajoute-t-il, survenue après une gingivite intense, est évidemment due à une influence générale; elle a coïncidé avec de l'angine ulcéro-membraneuse, de la diarrhée et des tournioles multiples pendant la convalescence de la rougeole. »

D'un autre côté, il signale plus loin une stomatite ulcéro-membraneuse due au mauvais état des dents et coïncidant avec une amygdalite ulcéro-membraneuse et une épistaxis montrant l'altération du sang.

Lorsque la phlegmasie continue a être intense, après avoir été la cause de la stomatite érythémateuse, « les gencives, dit Carret (*Quelques considérations sur la rougeole des Enfants.* Thèse de Paris, 1871), dans certains cas se tuméfient ; de petites ulcérations se produisent sur la face interne des lèvres et ont pour point de départ les follicules glandulaires ». Elles prennent un caractère ulcéro-membraneux : d'autres fois ce sont des fausses membranes qui siègent sur la face interne des lèvres et des joues. Cette phlegmasie intense peut se prolonger quelquefois assez longtemps après la terminaison de l'éruption, mais dans les cas simples elle ne persiste pas au delà du huitième jour.

Cadet de Gassicourt, dans son *Traité clinique des mala-*

dies de l'Enfance (1882, p. 37), signale parmi les complications qui appartiennent en propre à l'affection morbilleuse « la stomatite qui se borne habituellement à une légère rougeur des gencives, mais qui peut devenir ulcéreuse. » Sans gravité elle cède au chlorate de potasse.

Observation XXVII (Empruntée à la thèse du Dr Janin. — Paris, 1863. — *Relation d'une épidémie de rougeole chez les adultes,* observée en 1862, à l'hôpital militaire d'Angers).

Ch..., 22 ans, entre le 11 février.

Seize jours après, le 27 février, l'état était très grave.

Respiration très fréquente. Trente-huit inspirations par minute.

Sur la langue et sur la face interne de la joue droite, on aperçoit des ulcérations recouvertes d'une couche plastique grisâtre. Sur les amygdales les productions plastiques sont noirâtres, se laissent enlever, et le malade exhale une odeur infecte. — 28 *février.* — Mort.

CHAPITRE IV

Stomatite pseudo-membraneuse

Il n'est pas surprenant que la diphtérie survienne dans la rougeole et affecte des sièges qui ne lui sont pas habituels. On ne voit en effet, pour ainsi dire, jamais, la diphtérie apparaître primitivement sur la langue, en dehors de la rougeole, mais on s'explique facilement, d'après les recherches modernes de MM. Roux et Yersin, que l'infection morbilleuse fasse exception à cette règle. Toutes les fois qu'il y a desquamation épithéliale, le bacille de Lœffler peut se développer ; par suite, on pourra voir la diphtérie se montrer primitivement sur la langue dans la rougeole, surtout lorsqu'il y a eu desquamation possible.

Dans nos observations, en effet, nous avons constaté l'apparition de la diphtérie dans la cavité buccale, sur la langue, les lèvres et la face interne des joues, et dans certains cas, sa présence pouvait expliquer la nature de la laryngite de l'enfant.

D'autres fois la coexistance d'aphtes et de fausses membranes diphtéritiques a pu rendre le diagnostic très difficile, comme dans l'observation XXXIV.

Nous avons fait le diagnostic différentiel de ces deux lésions dans un chapitre précédent.

Martin Édouard (*Thèse*, Paris, 1859) dit que « les gencives ont presque toujours la même apparence ; cependant quelquefois, au moment du maximum de la décroissance de la rougeole, et sans complication aucune, elles deviennent grosses, rouges, se couvrent de pellicules blanches, pseudo-membraneuses, comme lactées, ou bien s'ulcèrent à leur bord libre et deviennent saignantes. »

Pour Blanckhaert (*Des complications de la rougeole chez l'enfant.* Thèse de Paris, 1868), « la diphtérie buccale est toujours un signe fâcheux, car elle se montre le plus souvent après une angine ou une laryngite diphtéritique » et par conséquent annonce « le progrès de la maladie, l'impuissance de la thérapeutique, et le défaut de réaction de l'organisme. »

Si elle siège d'emblée sur les parois buccales, le pronostic, toujours sérieux, est moins grave que celui de l'angine ou de la laryngite diphtéritique.

La diphtérie buccale est plus commune que la diphtérie vulvaire. Sous l'influence de la rougeole cette affection présente une grande tendance à revêtir la forme maligne, à s'accompagner d'engorgements ganglionnaires considérables, à se généraliser, et plus souvent que dans d'autres maladies est suivie de gangrène.

Combaud (*Étude sur la diphtérie secondaire à la rougeole chez l'enfant.* Thèse de Paris, 1879) prétend que les fausses membranes peuvent se montrer partout, mais occupent surtout les muqueuses, et, il ajoute que sur quatre-vingt-treize cas de diphtérie secondaire à la rougeole, quatre-vingt-huit fois elle occupait les voies respiratoires, et sur ces quatre-vingt-huit fois, elle attaquait trente-quatre fois le larynx et, en même temps, la bouche, les gencives, les fosses nasales, les paupières et les organes génitaux.

D'après l'auteur, le caractère des fausses membranes est le suivant : dans la diphtérie primitive, elles sont blanches et la muqueuse sous-jacente est rouge et peu altérée. Dans la diphtérie secondaire, au contraire, la muqueuse est très atteinte et ulcérée : la gangrène peut même survenir. Les fausses membranes sont grises, donnent facilement lieu à un écoulement sanguin et ont une tendance à se généraliser. Elles rendent le pronostic sérieux.

« Les plaques diphtéritiques peuvent occuper tous les points de la cavité buccale, les joues, la langue, les gencives et les lèvres. Elles peuvent même envahir tous les points à la fois. »

(Nos observations personnelles sont d'accord avec cette assertion.)

« C'est le plus souvent dans le cours ou à la fin des rougeoles graves, dans les derniers jours qui précèdent la mort, qu'on assiste à leur apparition. Les lèvres et surtout la lèvre inférieure se tuméfient, leur bord libre se dessèche, devient croûteux ; souvent des fissures s'y montrent qui saignent lorsque l'enfant ouvre la bouche. »

Puis surviennent des plaques blanc-jaunâtres, molles, adhérentes, soit sur les commissures ou sur l'étendue du bord libre, où du côté de la cavité buccale sur la face postérieure des lèvres. Le pronostic est très grave, à cause du caractère infectieux de la diphtérie buccale, de leur apparition dans des rougeoles graves et de l'état d'épuisement de l'enfant. La guérison est parfois possible, comme le prouve une observation du Dr Combaud et que nous avons citée plus loin.

Dans une étude excellente et fort intéressante, le Dr Renault (*de la Diphtérie consécutive à la rougeole.* Paris, 1886) relève dans ses observations :

1 : Croup et diphtérie labiale.

1 : Angine et diphtérie labiale.

2 : Diphtérie généralisée (pharynx, larynx, bouche, lèvres, etc...)

Sur 77 cas.

Souvent aussi la rougeole, ajoute-t-il, produit, notamment à la face, aux points où la muqueuse se continue avec la peau (lèvres, paupières), des fissures, des petites ulcérations mal définies, ressemblant assez à celles de la stomatite ulcéreuse, ulcérations que M. Bergeron appelle « phagédéniques », et Henoch « nécrotiques » : un exsudat grisâtre les recouvre, qui bientôt fait place à une véritable fausse membrane.

Plus loin, l'auteur dit :

« La diphtérie buccale est assez rare et en général limitée : elle peut occuper les gencives, la langue, les joues, rarement toute la cavité buccale. La diphtérie des lèvres est bien plus commune.

Siégeant quelquefois à leur face interne, elle se montre de préférence au niveau des fissures ou des ulcérations que Henoch décrit en ces termes : « Il existe souvent une altération de la muqueuse buccale dans laquelle les angles de la bouche, les lèvres, le plus souvent aussi la langue, plus rarement le palais osseux, sont infiltrés sous formes d'îlots, ou même en grandes taches, de plaques jaunes ou blanc-grisâtres. Cette stomatite peut se former dès le cinquième jour de la maladie, mais je l'ai vue souvent apparaître pendant la deuxième semaine seulement, et parfois même plus tard encore. La sensibilité est souvent telle que les enfants ne peuvent ni tirer la langue, ni même manger, ce qui accroît la faiblesse déjà existante. Des rhagades saignantes des angles de la bouche et des lèvres partent souvent des plaques jaunes grisâtres qui s'étendent sur la muqueuse buccale et linguale, et qui, après s'être détergées, s'enfoncent plus ou moins profondément. Ces ulcères peuvent être le siège d'hémorragies parfois inquétantes. »

Ces fausses membranes qui recouvrent les ulcérations pendant l'éruption rubéolique ou dans sa période terminale sont d'un pronostic très fâcheux, comme l'indice d'une profonde débilitation de l'individu.

Au point de vue du diagnostic : « l'angine ou le coryza feront distinguer le phagédénisme de la diphtérie : tant que l'exsudat ne forme pas une fausse membrane bien nette, la diphtérie labiale peut être méconnue et souvent reste douteuse. »

Dans les observations que nous avons recueillies dans le service du professeur Grancher, et que nous publions ci-après, nous trouvons deux cas de diphtérie linguale, un cas de diphtérie labiale, un autre enfin de diphtérie de la face interne de la joue droite.

Comme on le voit, la stomatite diphtéritique, quoique rare, n'en a pas moins une existence propre, et ne doit pas être méconnue, car elle impose des réserves au pronostic, réserves trop souvent justifiées par l'issue fatale de la maladie.

OBSERVATION XXVIII (Thèse BLANCKAERT. Paris, 1868.) — *Diphtérie pharyngée grave, puis buccale et nasale.*

G..., Louise, 4 ans, scrofuleuse, entre le 10 décembre 1868 à l'hôpital de l'Enfant-Jésus, service de M. Roger, avec une chorée intense. Le 1er février, scarlatine.

Le 5 *février*. Narines et lèvres croûteuses, langue humide, couverte d'un enduit blanchâtre, plaques diphtéritiques sur l'amygdale gauche. L'éruption scarlatineuse a pâli et l'on constate une éruption morbilleuse sur tout le corps.

Le 8 *février*. La diphtérie occupe les deux amygdales, les quatre piliers et la muqueuse nasale : langue sèche et jaunâtre, lèvres couvertes de croûtes noirâtres.

A partir du 9 jusqu'au 15, la diphtérie envahit successivement le voile du palais, la face interne des lèvres et de la joue gauche. Adénite énorme, pouls petit entre 152 et 180. T. 39°.

On ouvre l'adénite, légère amélioration consécutive.

16 *février*. Broncho-pneumonie pseudo-lobaire étendue.

17 *et* 18 *février*. État local meilleur; il n'y a plus de fausses membranes.

19 *février*. Aggravation considérable; mort dans la nuit.

OBSERVATION XXIX (Thèse COMBAUD. Paris, 1879).

F..., âgée de 6 ans, entrée le 16 mai 1879 à l'infirmerie des Enfants-Assistés, service du Dr Guéniot, pour une conjonctivite catharrale. Le lendemain, 17, début de la rougeole.

Pendant la convalescence, conjonctivite diphtéritique bi-oculaire, l'œil gauche se vide, la cornée droite est atteinte d'opacité. Récidive de la rougeole.

A la fin de cette récidive, envahissement du pharynx, de la cavité buccale et de la face postérieure des lèvres, par les fausses membranes.

Guérison; les fausses membranes disparaissent, mais en laissant sur la face muqueuse de la lèvre inférieure une ulcération suppurante suivie d'une cicatrice déprimée très visible.

OBSERVATION XXX (Thèse RENAULT. Paris, 1880). — *Rougeole. — Diphtérie généralisée. — Mort.*

Léop..., Sophie, 3 ans 1/2, entrée, le 22 février 1877, salle Sainte-Mathilde, service de M. le Dr Bergeron.

Sortie depuis huit jours du Dépôt, où elle avait été mise pendant que sa mère était à l'hôpital. L'enfant y aurait eu la rougeole et, depuis ce temps, elle est dans un état très grave : inappétence complète, diarrhée liquide très abondante, écoulement purulent par le nez, lèvres couvertes de fuliginosités et de croûtes sanguines, commissures ulcérées. L'œil droit est le siège d'une conjonctivite purulente. Plaques d'eczéma impétigineux sur la tête.

Fausses membranes dans le sillon gingivo-labial et sur le voile du palais. Rien dans le larynx ni dans les poumons. Fièvre vive, 40°, urines albumineuses.

23 *février*. Les lèvres et les paupières sont plus tuméfiées qu'hier ; à la face interne de la paupière supérieure droite, exsudat pseudo-membraneux.

Ecoulement nasal spécifique, jaune et transparent, narines tapissées de fausses membranes. En détachant les fausses membranes des commissures latérales, on découvre des ulcérations qui se continuent le long de la paroi buccale.

Toute la partie postérieure de la voûte palatine, les parties latérales du pharynx et les amygdales sont recouvertes de fausses membranes.

24 *février*. Collapsus, extrémités froides. Mort par intoxication diphtérique.

Observation XXXI (Même thèse). — *Rougeole. — Croup. — Mort.*

Thu..., Louise, 2 ans 1/2, entrée, le 25 janvier 1887, salle Sainte-Mathilde, service de M. le Dr Bergeron.

Éruption confluente de rougeole la nuit dernière. — 28 *janvier*. — Disparition de l'exanthème. — 29 *janvier*. — La fièvre reparaît (T. 40°,2) ; l'enfant est plus abattue ; la lèvre supérieure porte des traînées de limaces, sans écoulement spécifique ; les ganglions maxillaires sont tuméfiés. Isthme du gosier rouge, mais sans exsudat. Injection d'eau de chaux dans les narines. Tartre stibié, 2 centigrammes.

30 *janvier*. L'écoulement nasal est spécifique.

1er *février*. La température monte incessamment. T. 40°,4 et 40°,6. Le côté droit de la face est déformé par un énorme bouton. Des ulcérations phagédéniques se produisent sur les lèvres, mais on ne voit pas de fausses membranes. Voix complètement éteinte. Mort dans la journée.

Observation XXXII (même thèse résumée). — *Rougeole.* — *Diphtérie prolongée.* — *Guérison.* — Revue mensuelle des maladies de l'enfance. 1884. p, 314. A. Wins.

Le 3 janvier 1884, la jeune Fil... Marie, âgée de six ans, entre dans le service de M. Blachez, pour une rougeole dont l'éruption existe déjà et qui va suivre son cours normal.

Le 12 *janvier*. La température s'élève successivement jusqu'à 40°; il y a une angine simple. A partir du 14 janvier jusqu'au 26 janvier, les fausses membranes tapissent les deux amygdales, le voile du palais ; urines légèrement albumineuses.

Le 19 *janvier*, alors que les fausses membranes étaient en pleine évolution sur le pharynx et les amygdales, apparaît sur la lèvre inférieure, du côté gauche, une plaque diphtéritique large de deux centimètres.

Le 22 *janvier*. Deux nouvelles plaques de même dimension se forment sur le côté droit de cette lèvre, plaques qui n'existent plus le 6 février. Toutes ces fausses membranes, qui vont successivement se développer, garderont à peu près les mêmes dimensions variant du volume d'une lentille à celui d'un haricot.

Le 11 *février*, nouvelle fausse membrane sur le côté gauche de la muqueuse labiale elle persiste encore lorsque le 15, deux plaques font leur apparition et se terminent le 18.

Le 19 *février*, deux plaques se reforment, et ont une durée de quatre jours ; d'ailleurs, parmi celles qui vont se produire le 25 février, le 4, le 16, et le 24 mars, aucune n'aura de durée plus longue.

Le 28 *mars* cesse la dernière fausse membrane et la diphtérie s'est ainsi prolongée pendant soixante-dix jours. L'enfant fut longtemps d'une grande faiblesse et ce n'est que dans les derniers jours de mars qu'elle reprit sa gaieté et son entrain.

Observation XXXIII (inédite) — *Stomatite diphtéritique*

Sachet Marie, 3 ans, entrée le 13 février 1889, salle Guersant, lit n° 7, Service du Pr Grancher.

Pas d'antécédents héréditaires.

Élevée au biberon par sa mère à la campagne, elle a toujours un péu toussé. Bronchite à huit mois. Elle a commencé à marcher à quatorze mois. Aucun accident de dentition.

L'enfant est malade depuis le 10 février : l'éruption a apparu hier, 12 février, sur la joue droite. Cette éruption se généralise les jours suivants. Angine nettement rubéolique : toux, catarrhe oculo-nasal. Les phénomènes stéthoscopiques augmentent d'intensité. La voix est éteinte, il n'y a rien cependant sur les amygdales.

Le 20 *février* : la voix est éteinte presque entièrement ; il n'y a pas de fausses membranes sur la gorge.

21 *février*. Plaque blanchâtre à la face interne de la joue droite, de la dimension d'une pièce d'un franc, et, dans le fond de la gorge, sur l'amygdale, un enduit légèrement opalin. — 22 — Mort.

Observation XXXIV (inédite). — *Rougeole.* — *Stomatite aphteuse.* — *Diphtérie de la langue.* — *Angine, laryngite diphtéritique.*

Ledoledec Pauline, 30 mois, entrée le 18 février 1889, salle Guersant, lit n° 10. — Service du Pr Grancher.

Le père a eu des douleurs articulaires et tousse beaucoup.

La mère tousse souvent.

Un autre enfant de quinze mois en nourrice.

La petite malade est née à terme : elle a été élevée à la campagne avec du lait de chèvre. Sevrée à un an, elle a marché à quinze mois. — Dentition tardive (première dent à onze mois), un peu difficile, mais pas d'accidents graves. L'enfant a eu une bronchite : elle est restée du 28 janvier 1889 au 3 février, salle Parrot. L'éruption a paru cette nuit : elle est généralisée sur tout le corps, l'abdomen, les membres inférieurs, les avant-bras et les mains. L'enfant a de la diarrhée depuis quatre jours.

Catarrhe oculo-nasal.

Langue très rouge ; stomatite aphteuse ; angine diphtérique ?

19 *février*. Aphtes en grand nombre sur la langue, surtout à la pointe et à la face interne de la commissure labiale droite. Dents en mauvais état. — Suppuration de la gencive au niveau de la première molaire gauche inférieure. Rachitisme thoracique.

20 *février*. On trouve un nombre considérable de fausses membranes sur la langue : de plus on trouve sur les amygdales et le voile du palais un enduit grisâtre nettement diphtéritique. La voix est voilée et en partie éteinte, ainsi que la toux. Passage au service de la diphtérie.

La coexistence d'aphtes et de fausses membranes diphtéritiques a, dans cette observation, rendu le diagnostic très difficile, comme nous le signalons plus haut.

Observation XXXV (inédite). — *Diphtérie linguale.*

Chedemail, Blanche, 18 mois, entrée le 11 mars 1889, salle Guersant, lit n° 16, service du Prof. Grancher.

Pas d'antécédents héréditaires.

Elevée au sein par sa mère à Paris.

Enfant toujours souffrante. Samedi 9 mars, conjonctivite intense et otite gauche, catarrhe nasal.

Le 10. — Eruption à la face qui se généralise sur tout le corps le 11, date d'entrée de l'enfant.

12. — Diarrhée. D'une façon générale, éruption peu intense, semble être mal sortie. Tirage diaphragmatique. Respiration affaiblie aux deux bases. Gorge rouge. Angine rubéolique légère. 13. — Perforation du tympan. 16. — Points blancs, arrondis, de la grosseur d'un grain de chènevis, sur la langue. La voix est prise, tirage intense. Passage au service de la diphtérie.

Observation XXXVI (Inédite.) — *Diphtérie labiale.*

Godvout, Eugénie, 4 ans et demi, entrée le 13 mars 1889, salle Guersant, lit n° 12, service du Prof. Grancher.

Entrée le 18 février, salle Gillette. Le dernier cas de rougeole observé dans cette salle est du 4 mars : l'enfant qui eut cette rougeole occupait le lit n° 44; celle-ci occupait le lit n° 31.

Bronchite intense. Sirop d'ipéca, 25 grammes. Poudre d'ipéca, 0,25 centigrammes.

Du 21 février au 13 mars, continuation de la bronchite avec élévation de la température.

Le 13 *mars*, éruption rubéolique généralisée, la malade passe à la salle Guersant.

Les amygdales sont rouges, la langue est un peu desquamée. Chapelet rachitique. Un peu de vulvite.

17. — Enduit blanc sur les amygdales, qui ne s'est pas reproduit deux heures après qu'on l'eût enlevé. Diphtérie?

18. — Les tâches blanchâtres n'ont pas reparu à la gorge.

19. — Tache d'apparence diphtéritique sur la lèvre inférieure.

20. — Passage au service de la diphtérie.

CHAPITRE V

Stomatite gangreneuse

En parcourant la littérature médicale, on voit combien la gangrène de la bouche dans la rougeole, par sa fréquence et sa gravité, a attiré l'attention des praticiens. Les traités sont nombreux, et montrent la préoccupation incessante que l'on a eue de déterminer la pathogénie de cette terrible complication, afin de pouvoir la combattre avec quelque efficacité.

Huxham *dixit : « Plus semel notavi faucium et oris gangrenam, maxillæ, porro et vomeris ossis cariem.* »

Rufz (*Joural des Conn. médic.*, 1836) sur quatre-vingts cas de gangrène n'a rencontré que deux fois celle de la bouche.

La gangrène de la bouche est une des complications qui ont le plus frappé Dechaut, (*De la rougeole*, thèse Paris, 1842.)

Il l'a rencontrée chez trente sujets. La fétidité de l'haleine est pour lui un signe certain des ulcérations de la face interne de la cavité buccale. Il signale la marche envahissante de l'affection, qui, après avoir rongé la muqueuse, les os, la voûte palatine et les parties latérales de la langue, gagne la joue, où son aspect noirâtre l'a fait nommer

« charbon », amenant la destruction d'une partie de la face.

Cette gangrène « horrible » ajoute-t-il, est presque toujours mortelle.

Chaffard (*De la rougeole.* Thèse Paris, 1840) signale la gangrène de la bouche comme une des complications les plus redoutables de la rougeole. « Elle débute par un gonflement avec dureté, tension et rougeur livide de la peau. Elle est presque toujours mortelle : quelquefois l'ulcération est bornée et peut s'arrêter sous l'influence des cautérisations ou spontanément. »

Tourdes (thèse de Strasbourg, 1848, *sur le noma*) montre trente-neuf cas de gangrène de la bouche précédés de rougeole sur quatre-vingt-dix-huit cas de noma. MM. Rilliet et Barthez, sur onze cas ont vu huit fois le noma de la bouche.

Bouley et Caillault (*Gaz. méd.* 1852) accordent à la rougeole une grande puissance de production de gangrène de la cavité buccale. Sur quarante-six cas ils en ont observé quarante de gangrène rubéolique.

Trousseau en parle dans ses cliniques de l'Hôtel-Dieu. (*Leçons orales*, 1852.)

Lecornu (*De la rougeole.* Thèse Paris, 1853) : « La gangrène de la bouche, assez fréquente à la suite des diverses fièvres éruptives, l'est cependant davantage encore à la suite de la rougeole. »

Mahieux a trouvé sur onze cas de gangrène de la bouche, trois cas précédés de rougeole.

Les auteurs du *Compendium* citent des communications entre les fosses nasales et la voûte palatine détruite dans la gangrène de la bouche due à l'infection morbilleuse.

Ragon (*De la rougeole compliquée chez l'enfant et chez l'adulte*, Thèse Paris, 1859) dit : Une complication grave de la rougeole, mais qu'on observe presque exclusivement chez les enfants, c'est la gangrène qui affecte la bouche, le poumon, soit d'emblée, soit à la suite d'une pneumonie, le pharynx ou le larynx, l'anus et la vulve chez les petites filles.

« Cette complication est des plus tardives : on ne l'observe guère qu'après la terminaison de la rougeole et souvent pendant le cours d'autres complications : non pas qu'elle soit plus sous l'influence des complications que de la maladie première, mais seulement parce que la rougeole a une tendance toute particulière à produire cet état cachectique ou scorbutique dont la gangrène est un des résultats les plus remarquables.

Touzelin (*Thèse Paris*, 1859) remarque que dans les observations qu'il a prises, la gangrène a débuté plusieurs fois, un certain nombre de jours après la rougeole, ce qui ne se rencontre jamais pour les gangrènes de la dothiénentérie, quand l'enfant paraissait en pleine convalescence. On serait tenté de croire, d'après l'auteur, qu'il s'agit alors d'une affection locale, ou du moins localisée, « enfant perdue de la rougeole », qui réagit à son tour sur l'économie et l'empoisonne. »

Il attribue ces accidents à : « l'encombrement des hôpitaux, aux miasmes des salles d'hôpital. » La rougeole n'aurait fait qu'affaiblir l'économie et faciliter l'action de ces miasmes.

Il croit que : « les affections gangreneuses sont immédiatement sous la dépendance de la rougeole, et, en cela, il est en contradiction avec MM. Rilliet et Barthez.

Pour ces estimables auteurs, la gangrène est exceptionnelle dans la variole et dans la fièvre typhoïde, et, selon eux, ce n'est pas dans le cas où elle s'accompagne d'hémorragies que la rougeole donne naissance à la mortification des tissus. Toutes les observations recueillies par M. Touzelin tendent à faire admettre une opinion diamétralement opposée. Il ajoute toutefois : « Il est certaines formes que la malignité semble affectionner, ainsi la forme gangreneuse. » Il appelle « malignité » un état de l'économie dans lequel la force de résistance est vaincue.

Pour Débouchaud (*De la rougeole des enfants.* Thèse, Paris, 1859), la gangrène complique fréquemment la rougeole : elle se développe à la suite de toutes les espèces: normale, anormale, primitive ou secondaire, mais le plus souvent elle se montre tardivement après la rougeole terminée et pendant le cours d'autres complications : c'est-à-dire qu'elle apparaît du treizième au trentième jour et quelquefois même plus tard. Elle peut se développer dans le larynx, dans le pharynx, dans les poumons; mais son siège de prédilection est la bouche chez les petits garçons et la vulve chez les petites filles.

Elle siège : soit sur les gencives et le repli gingivo-labial correspondant, soit sur les commissures, soit sur un point quelconque de la face interne des joues; elle peut s'étendre jusqu'à la peau sur une étendue plus ou moins considérable de la face.

« Aucun phénomène général n'annonce le développement de la stomatite gangreneuse, si ce n'est quelquefois un abattement plus ou moins marqué et une pâleur insolite. Le plus souvent le mal débute localement par l'ulcération de la muqueuse buccale, et le médecin n'en est averti que par la fluxion de la joue et de la lèvre qui se montre consécutivement. La marche de la mortification est rapide; à l'empâtement mollasse succède bientôt une tuméfaction considérable, dure, rémittente; la peau, d'abord mate, prend une teinte violacée, grisâtre, et une escarre, d'abord peu étendue, apparaît sur un point des téguments.

« De son côté, l'altération de la muqueuse s'étend; celle-ci tombe en détritus, une sanie fétide s'écoule de la bouche; les gencives se détruisent, les dents s'ébranlent, les os se nécrosent, en même temps, il y a un accroissement des phénomènes généraux qui prennent la forme adynamique, favorisés par l'absorption des matières putrides : soif vive, le dévoiement souvent fétide et d'odeur gangreneuse hâte l'amaigrissement qui est rapide : le pouls devient petit, presque insensible, et le malade succombe le plus souvent aux mouvements convulsifs, sans délire et sans coma véritable. Cependant la guérison peut avoir lieu lorsque la maladie se limite de bonne heure et que les phénomènes généraux s'amendent sensiblement.

« Cette forme de gangrène, ainsi que celle de la vulve, sont presque spéciales à l'enfance et se montrent de préférence chez les enfants des pauvres. La malpropreté au milieu de laquelle ils vivent, l'air infect qu'ils respirent dans des chambres peu aérées où ils couchent en grand nombre, leur nourriture mauvaise et insuffisante, sont autant de causes prédisposantes. »

Martin (*Thèse* Paris, 1854) regarde la gangrène de la bouche comme une complication assez fréquente de la rougeole, se manifestant surtout du deuxième au quatrième septenaire, que l'exanthème ait été simple ou anomal, et la considère comme très grave, au point de vue du pronostic, surtout chez les jeunes enfants.

Jouault (*Des affections des membranes muqueuses consécutives à la rougeole,* thèse Paris, 1868) se croit autorisé à penser que la gangrène survient plutôt sous l'influence de l'affection rubéolique, que du fait de la complication développée pendant le cours de l'exanthème ». Et il conclut en disant : « La cavité buccale et les fosses nasales sont souvent atteintes par la rougeole : le noma est surtout fréquent ; on l'a vu trente-neuf fois à la suite de la rougeole sur quatre-vingt-dix-huit cas de gangrène de la bouche. »

Pour Blanckaert (*Thèse Paris,* 1868), la gangrène se manifeste sous l'influence de trois causes réunies, c'est-à-dire, une prédisposition véritable créée de toutes pièces par la fièvre morbilleuse, une cause irritante locale (stomatite) et un organisme déjà épuisé au déclin d'une rougeole anormale : elle siège surtout à la bouche. Sur quatre cas recueillis par M. Blanckaert, on la trouve deux fois à la bouche, une fois au pharynx et au larynx, et une fois à la vulve.

Elle se montre ordinairement au déclin de la rougeole, ou même pendant la convalescence. Elle peut apparaître du deuxième au quatrième jour, mais le plus souvent ce n'est qu'à partir du treizième, à la suite d'une maladie intercurrente, sous l'influence de laquelle elle est placée sans contredit. La mortification est exceptionnelle, ou n'a pas lieu dans la rougeole normale, lorsque la gangrène est primitive. « Quelquefois elle se développe chez les enfants atteints de rougeole, sans autre complication. »

Le début est insidieux, l'attention n'est éveillée que par la fétidité de l'haleine et le gonflement des joues. A l'examen de la bouche, on trouve sur une partie de la joue ou de la face interne des lèvres, sur la gencive, ou le repli gingivo-labial, une ulcération d'un fond blanc-grisâtre, entourée d'un cercle livide qui gagne rapidement les parties voisines. « Les parties des gencives se ramollissent et tombent en putrilage, le bord alvéolaire se nécrosant, les dents vacillent et tombent. La voûte palatine envahie peut se perforer, d'où il résulte une communication entre les fosses nasales et la cavité buccale. La maladie peut aussi attaquer la langue, puis le pharynx. La propagation du côté de la joue est très rapide; il y a augmentation de gonflement, de l'infiltration œdémateuse, de la tension, et à la pression on sent une induration plus ou moins étendue, correspondant à une escarre intérieure. La teinte luisante devient livide, et vers la commissure des lèvres apparaît une plaque noirâtre qui gagne la joue, se limite et finalement tombe en laissant la cavité buccale en communication avec l'air extérieur. La maladie continuant sa marche, envahit la face, dénude et nécrose les os et la mort est le terme fatal. »

Lafaye (*De la gangrène dans la rougeole* (1868), Paris) rapporte l'observation de Nicolas Kutler de la thèse de M. Tourdes, et une autre du même auteur où chez une petite fille de trois ans, Caroline Pitter, la gangrène, survenant huit jours après l'exanthème, n'a attaqué que la muqueuse buccale de la joue droite et a respecté les muscles; la mort n'a pas laissé le temps à la gangrène de faire d'autres progrès.

Il établit un parallèle entre les deux observations, et montre le noma qui guérit annoncé à la période confirmée de sphacèle par des phénomènes ataxo-adynamiques, ou par la fièvre, la diarrhée coliquative, l'amaigrissement, la petitesse du pouls, le refroidissement de la peau. L'intelligence et la gaité persistent ou sont remplacées par de la tristesse et du délire. L'enfant devient maussade, méchant, ou tombe dans la stupeur. Ces symptômes généraux apparaissent tantôt au début, surtout s'il y a des complications, et la mort survient au bout de quinze jours (RILLIET et BARTHEZ), quelquefois dans l'espace de trois à huit jours (ISNARD, BARON).

Si la gangrène se limite, la guérison est possible, mais rare. « La mortification peut faire succomber l'enfant. » La mort peut survenir au début avant la perforation, ou après la chute d'une escarre étendue de la face, « ou par suite d'une suppuration prolongée, d'une extension de la mortification aux organes respiratoires, de l'inanition, en mettant obstacle à la préhension des aliments, de la prostration nerveuse (TOURDES), d'une infection purulente, des progrès de la maladie, ou des complications. — S'il y a guérison, il peut y avoir destruction des alvéoles contenant les germes des dernières dents, ou des fistules, ou des cicatrices vicieuses, etc., etc.

La gangrène de la bouche peut aussi se compliquer de celle d'un autre organe, poumon, pharynx, œsophage, etc., etc., ou d'hémorragie, ou de pneumonie, de pleurésie, d'entérite.

Dans l'anatomie pathologique, l'auteur montre la couleur noire et sèche de l'escarre, la perforation de la joue, la destruction de la muqueuse, la nécrose des os, la chute des dents, la résistance du tissu cellulo-graisseux qui s'infiltre de sérosité jaunâtre (Rilliet et Barthez), l'intégrité du tissu nerveux, l'épaississement des parois vasculaires, la perméabilité des veines plus fréquente que celle des artères.

Parmi les causes de la gangrène dans la rougeole, il regarde la débilité comme jouant un rôle important chez les enfants pâles, chétifs, détériorés, « mais il faut quelque chose de plus, il faut un germe fécondé, qui fructifiera dans ce terrain bien préparé par la fièvre éruptive. Il partage l'opinion de M. Boudet, pour qui la cause constante de la gangrène est une altération du sang consécutive au scorbut, à la rougeole, à la diminution de la fibrine du sang et à l'excès d'alcali. Cette opinion est soutenue par MM. Becquerel, Bouley et Caillault, mais ne repose pas sur des preuves irréfutables, car la défibrination du sang ne se rencontre pas toujours dans le scorbut ou dans la gangrène. M. Becquerel se contredit lui-même (*Gazette médicale de* 1836, page 692) en disant que l'affection gangreneuse est une bonne condition pour que la proportion de fibrine du sang diminue. Comment M. Becquerel accorde-t-il alors ces deux faits, à savoir : que la gangrène est le résultat de la défibrination du sang alors qu'elle la précède et la détermine ?

Ses conclusions sont :

« Pour moi donc, il existe une altération quelconque spécifique, un état particulier spécial, que j'oserais presque nommer diathèse avec M. Bouchut (*Traité des maladies des enfants*), en vertu duquel le malade intoxiqué par la rougeole a de la tendance à faire de la gangrène » ; et il est convaincu que tout individu atteint d'exanthème rubéolique est prédisposé à présenter de la gangrène, et il se résume en disant :

1° La rougeole joue un rôle considérable dans la production de la gangrène chez les enfants;

2° Elle ne donne que la prédisposition à la maladie, sans en déterminer ni la localisation, ni l'éclosion;

3° Elle a une vertu propre, indépendante de l'état de force ou de faiblesse du sujet, de l'état plastique ou non du sang.

4° Les localisations sont déterminées par des causes irritantes de provenances diverses (écoulement de liquides par les paupières, le nez, leucorrhée).

5° Bien des gangrènes tardives ne sont que la conséquence de la rougeole, alors qu'on croirait pouvoir les attribuer à d'autres causes plus rapprochées.

6° Nous ignorons profondément la manière d'agir de la rougeole en dehors de la prédisposition, et les explications qui en ont été tentées sont prématurées.

7° Les diverses espèces de gangrène dont nous avons parlé sont produites par la même cause et coexistent le plus souvent entre elles; ce qui n'est pas une moindre preuve de l'état général.

8° Il est difficile de préciser l'époque du début et de la fin de cette prédisposition, puisque nous l'avons vue commencer avant l'éruption, ce qui a été noté aussi par Bouley et Caillault, ou bien se montrer longtemps après.

Pour Évrard (*Des complications de la rougeole chez les enfants*. Paris, 1869) la stomatite n'a pas de gravité par elle-même, mais, si on ne cherche pas à la modifier dès le début, par des gargarismes acidulés et la propreté de la bouche, elle est une cause prédisposante de gangrène, dont il fait le diagnostic par l'examen local et la fétidité de l'haleine.

Le Dr Oyon dans ses Recherches sur les causes de la gravité de la Rougeole à l'hospice des Enfants-Assistés (*Thèse Paris* 1874) dit que la « fréquence de la gangrène est une des anomalies les plus frappantes des épidémies de rougeole aux Enfants-Assistés ».

Guersant et Blache la signalent en 1844 comme une affection presque endémique.

Barthez, en 1852, croit qu'elle complique fréquemment la rougeole. Mais on ne la rencontre plus aujourd'hui que rarement. D'après le Dr Sostrat: « Aujourd'hui (1872) on peut passer une année entière dans un hôpital sans la rencontrer. » Le Dr Oyon ne l'a pas vue pendant six mois à Sainte-Eugénie et montre la misère, le casernement et l'agglomération, amenant l'accumulation des principes toxiques, comme les principales causes du noma.

Sanné (Art. Rougeole. *Dict. Encycl. des Sc. Médic.*) donne la bouche comme siège habituel à la gangrène rubéolique, et localise son début au niveau de la deuxième grosse molaire supérieure, près de l'embouchure du canal de Sténon ou bien dans le sillon gingivo-labial.

Blache et Guersant regardent la stomatite érythémateuse ou pseudo-membraneuse comme d'une rareté assez grande, mais, ajoutent-ils, il n'en est pas de même de la gangrène de la bouche, qui, se manifestant surtout à la fin des fièvres éruptives, semble avoir une préférence pour la rougeole.

Le travail de mortification se développe du deuxième au quatrième septenaire, que l'exanthème ait été simple ou anormal.

« Dans la littérature médicale, dit Gerhardt (*Handbuch der Kinderkrankheiten*), on constate que c'est à la rougeole qu'il faut attribuer le plus grand cas de noma.

Cadet de Gassicourt (*Traité des maladies de l'enfance*, 1882) rapporte le mot de M. Bergeron disant à un élève, venant lui demander pour sa thèse des observations de gangrène pendant la rougeole : « Votre thèse sera courte : elle contiendra cinq mots : « Le noma n'existe plus. »

Fréquent à l'hopital, rare en ville, l'auteur prouve que, sous l'influence du traitement reconstituant, remplaçant la saignée, les sangsues et les antiphlogistiques, le noma disparut même des hôpitaux et que « les enfants des pauvres se trouvèrent, sous ce rapport, presque aussi bien partagés que les enfants des riches. »

Cependant, malgré sa très grande rareté, on peut encore le rencontrer dans une grande ville. Apparaissant du treizième au trentième jour, quelquefois plutôt, au cours de l'exanthème, quelquefois plus tard, la gangrène débute par la joue, près de l'embouchure du canal de Sténon, quelquefois enfin par le sillon gingivo-labial, rarement par le menton. D'une marche très rapide, elle gagne en surface et en profondeur et ne cède qu'à un traitement énergique, fer rouge, régime tonifiant (quinquina, café, vin, alcool, lait, jus de viande). La guérison est rare (2 cas cités par l'auteur).

Béhier et Hardy (*Path. Int.*) donnent comme terrible complication la gangrène de la bouche.

Despine (Art. Rougeole. *Dict. de Jaccoud.* vol. XXXII, p. 17) rapporte les statistiques suivantes :

1° Le Dr Moinier, (*Arch. de Méd. de la Moselle*) sur

quinze observations, six noma, quatre gangrènes vulvaires et cinq gangrènes cutanées.

2° Le Dr Hecquet (d'Abbeville), sur dix cas de gangrène, dit en avoir vu sept à la bouche et trois à la peau.

3° Sostrat a publié un cas de gangrène de la vulve et trois cas de noma.

Le professeur Dieulafoy (*Manuel de Pathol. Int.*, tome II, p. 16, 1882) dit, en parlant du noma : « Le noma se voit à tous les âges, mais il frappe de préférence les enfants de deux à cinq ans. »

C'est une maladie qui est toujours secondaire, et, chose remarquable, les lésions locales de la bouche, les stomatites, et même les stomatites violentes (ulcéro-membraneuse, mercurielle), sont presque sans influence sur son développement, tandis que les maladies générales, les fièvres éruptives, la rougeole en premier lieu, la scarlatine, la fièvre typhoïde, la diphtérie, le scorbut, sont favorables à son éclosion.

On trouve encore (*Manuel de Path. Int.*, tome II, p. 426, 1884) : « Les gangrènes et notamment les gangrènes du poumon, de la vulve, de la bouche, sont des accidents qui surviennent fréquemment à la suite de la rougeole dans les hôpitaux d'enfants. »

Dufour (*Gaz. hôp.*, novembre 1882) cite un cas de nécrose du maxillaire inférieur et supérieur dans le cours de la rougeole.

Descroizilles (*Path. et Clinique infantiles*, 1884) dit : « Quoiqu'il ne faille pas considérer cette rareté comme un fait absolument démontré, le sphacèle est, par suite des progrès de l'hygiène, devenu plus rare.

La mortification frappe principalement la bouche, plus rarement la vulve et le parenchyme pulmonaire. »

Barthe (*Des gangrènes morbilleuses et principalement de la gangrène pulmonaire comme terminaison des broncho-pneumonies rubéoliques.* Thèse Paris, 1886) prétend que la gangrène pulmonaire est aussi annoncée par la fétidité de la bouche et des crachats particuliers, et cette fétidité de l'haleine peut se rencontrer sans qu'il y ait nulle trace de gangrène de la bouche, comme le prouve une observation de gangrène pulmonaire relatée par MM. Rilliet et Barthez (*Malad. des enfants*, 1853, vol. II, p. 414).

Comme on le voit, tous les auteurs s'accordent à reconnaître à la gangrène de la bouche une gravité excessive et montrent la nécessité de recourir à un traitement énergique.

Nous ne saurions mieux faire, pour terminer l'étude de cette terrible complication, que de résumer la clinique que le professeur Grancher a faite à l'hôpital des Enfants-Malades. (*Bulletin médic.*, 1887, p. 1051.)

Cette maladie grave est devenue très rare actuellement. A l'hôpital des enfants, le relevé statistique, montre :

En 1876 : 3 cas de noma — 3 morts.
1877 : 2 cas de noma — 2 morts.
1878 : pas de cas.
1879 : 2 cas de noma — 2 morts.
1880 : 3 cas de noma — 3 morts.
1881 : 4 cas de noma — 4 morts.
1882 : 2 cas de noma — 2 morts.
1883 : 4 cas de noma — 4 morts.

1884 :
1885 : } pas de cas.
1886 :
1887 : celui de l'observation publiée plus loin.
Donc 21 cas, 21 morts en 10 ans.

Le début du noma se fait par une phlyctène à la face interne de la joue ou sur la lèvre inférieure; cette phlyctène crève et laisse une ulcération grise, à fond mou, indolente, puis survient de la tuméfaction œdémateuse de la joue. La peau se gangrène du troisième au sixième jour. D'abord rouge et luisante, puis violette et noire.

Salivation abondante, sanguinolente, mêlée de quelques lambeaux gangrenés de la muqueuse.

L'état général reste exceptionnellement bon, il n'y a pas de réaction fébrile.

D'autres gangrènes peuvent se rencontrer, comme à la vulve, par exemple.

La marche est parfois si rapide, qu'au bout de quarante-huit heures il n'y a plus qu'une énorme cavité fétide, qui permet à l'œil de plonger jusque dans le pharynx. La joue, le nez, les paupières, le menton, la langue, les dents, les maxillaires sont envahis, et la mort survient par épuisement, ou par infection, ou par une complication telle que la gastro-entérite, la broncho-pneumonie, l'hémorragie.

De 1840 à 1850, comme maintenant, on l'attribuait à la débilité organique, à la dénutrition générale et surtout à la rougeole, et l'encombrement, le défaut d'aération, la malpropreté en étaient les causes favorables. Cette opinion fut partagée par MM. Rilliet et Barthez qui proscrivirent la saignée pour la remplacer par un traitement reconstituant.

La rougeole prépare le terrain en déprimant l'organisme, qu'il y ait ou non défibrination du sang, comme le voulaient Andral et Gavarret; la cause de la gangrène est ailleurs et sa localisation à la joue demande une autre explication.

MM. Rilliet et Barthez avaient, dans six cas, constaté l'oblitération artérielle; Sostrat l'a vue aussi (*Thèse* 1872). Mais cette oblitération vient-elle s'ajouter à la délibilité générale pour produire cette gangrène, la précède-t-elle ou est-elle concomitante?

Morn (*New-York Med. Revue*, 1885) a vu un cas de gangrène qu'il attribue à une oblitération vasculaire, déterminant une douleur vive. Il est possible que l'oblitération fut la cause de la gangrène, mais rien n'autorise à l'affirmer, pas plus dans ces cas que dans ceux de Rilliet et Barthez et Sostrat. On n'a aucune raison sérieuse pour établir une relation de cause à effet entre l'oblitération vasculaire et la lésion.

Quant aux nerfs, s'il n'est pas certain qu'ils soient intacts, il l'est encore moins qu'ils soient lésés. (RICHET et BARTH, QUINQUAUD.)

Le Dr Krasine (*France Med.*, 1881, 12 mai) attribue sa pathogénie à l'affaiblissement de l'impulsion cardiaque et de la circulation; à cette cause première s'ajouterait la compression et la débilité organique.

L'enfant atteint reste couché toujours sur le même côté, comprimant ainsi sa joue entre l'arcade dentaire d'un côté et l'oreiller de l'autre. La gangrène apparaît au point le plus comprimé du côté du décubitus ordinaire. Cela paraît probable.

Le vibrion septique de Pasteur, qui, pour Chauveau et Arloing, est la cause de la gangrène gazeuse, ne fructifiera que dans la profondeur de la muqueuse ou du tissu cellulaire sous-cutané. La contusion et la mortification d'une partie du corps favorisera son développement en ce point. L'influence des causes locales est hors de doute et le professeur Grancher admet volontiers l'opinion du Dr Krasine.

Mais les micro-organismes ont disparu de la zone mortifiée, on les retrouve dans la zone de défense. Il y en a plusieurs espèces : micrococques isolés, bacilles, zooglées, spirilles (Netter), chaînettes, vibrions (Ernest Sansom). Y a-t-il une espèce unique ou plusieurs ? Nous n'en savons rien.

Galippe considère le tartre dentaire comme une substance animée, remplie de microbes.

Leuvenhoeck déjà (1632-1723) y décrivait cinq espèces d'animalcules.

Wignal (*Arch. physiologie*, novembre 1886) cultivait dix-huit micro-organismes dans un peu de tartre qu'il avait pris sur ses dents mêmes : les uns connus, les autres étaient des microbes de la suppuration : Staphylococcus pyogenus aureus et albus; d'autres, de la putréfaction, leptotrix buccalis, bacterium termo, bacillus subtilis, vibrion rugula.

En plus de ces microbes pathogènes, Wignal en décrit douze autres de propriétés inconnues, et il faut encore ajouter le microbe de Pasteur, qui tue le lapin par septicémie spéciale, et le pneumocoque de Friedlander.

On est en droit de leur rattacher les accidents observés

chez le petit malade de l'observation XLIX (voir plus loin). Ces micro-organismes seraient arrivés à la joue en partant de la gencive et suivant le repli gingivo-labial ou bien par l'impétigo des lèvres, par une porte d'entrée cutanée (un voisin du malade avait eu de la gangrène d'un vésicatoire et avait aussi de l'impétigo.)

La transmission alors peut se faire par l'air extérieur? — Si d'ailleurs la gangrène a débuté par la muqueuse, il est possible que les microbes, pour se développer, aient besoin d'échapper à l'influence de l'oxygène.

Rien n'autorise à rejeter l'existence d'un microbe spécial, mais celui-ci ne serait pas indispensable; le staphylococcus aureus, échappant à l'oxygénation et à l'aération, peut donner la gangrène.

En résumé, la débilité générale due à la rougeole et la débilité locale due à la compression par le décubitus, préparent le terrain qu'ils mettent en état de *locus minoris resistentiæ*, où se développent les micro-organismes venus du dehors ou les micro-organismes de la salive. On ne sait rien sur la nature de cet agent infectieux, ni sur sa spécificité. Le terrain joue un rôle prépondérant.

Dans une clinique faite tout récemment (29 mai 1889), à l'hôpital des Enfants-Malades, M. le Dr Hutinel a bien montré l'importance de la contagion de la gangrène. Nous verrons plus tard, en nous occupant du traitement, les applications que nous en pourrons tirer.

Observation XXXVII (Thèse Bourdes, Strasbourg, 1848).

Nicolas Kutler, âgé de 9 ans, atteint de rougeole. Deux mois et demi après l'éruption morbilleuse, la tumeur, du volume d'une noix, ayant son siége dans la fosse canine gauche, après avoir envahi la joue, a perforé celle-ci. L'ouverture est de deux centimètres.

Cautérisation au fer rouge, pansement avec de la poudre de quinquina.

L'ouverture se réduit à deux millimètres. Pour empêcher le passage des aliments à travers la fistule, on ferme cette dernière au moyen d'une rondelle de carton que l'on remplace tous les jours. L'enfant sort guéri avec sa fistule fermée.

Observation XXXVIII — (Thèse Chaffard, 1846).

Louise, âgée de 2 ans, entrée le 28 mai 1842.

Chaleur intense à la peau : puls. 150, face anémiée, yeux brillants, toux fréquente et humide; râles muqueux dans les deux poumons; ventre volumineux, un peu douloureux ; râle muqueux et sibilant; poitrine aplatie latéralement; rachitisme ; extrémité des os longs, volumineux ; pas d'éruption.

29 *mars*. Fièvre intense, rougeole bien develpppée.

1er *avril*. Puls. 120. Toux avec râles sous-crépitants.

2. Puls. 124. Toux fréquente et humide, poitrine sonore, râle muqueux très abondant, plus prononcé à gauche qu'à droite, rougeur de l'isthme du gosier ; gargouillements dans la fosse iliaque droite ; ulcérations aux gencives des deux mâchoires et en avant ; teinte grisâtre sans odeur. Cautérisation à l'acide hydrochlorique.

5. Puls. 120. Toux, râle muqueux. Apparition d'une plaque gangreneuse à la face interne de la joue gauche, du volume d'une pièce de un franc, grisâtre, odeur fétide très prononcée. La joue est tendue, volumineuse, luisante ; la bouche entr'ouverte laisse échapper de la salive en abondance ; l'ulcération s'étend aux gencives, à la face postérieure de la lèvre inférieure, les dents sont mobiles.

6. Joues tendues et plus luisantes ; la gangrène est à peu près stationnaire.

8. Puls. 120, la gangrène s'étend. La rougeole a disparu.

9. Le pouls d'une petitesse et d'une fréquence extrême bât à 180 ; affaissement. La gangrène commence à paraître sur la joue ; une plaque de la grosseur d'une pièce de un franc à la commissure gauche de la joue, plaque d'un noir brunâtre, comme demi-transparente, entourée d'une aréole d'un gris blanchâtre ; l'escarre intérieure de la joue s'étend à toute la face interne de ce côté et aux deux

lèvres; la joue gauche est extrêmement tendue, luisante; elle a, ainsi que la lèvre supérieure, la dureté du bois; il s'échappe de la bouche une odeur fétide et caractéristique; toute la face est bouffie, surtout les paupières et la racine du nez.

10. Affaissement considérable, dyspnée, respiration 61, ventre souple, la peau du sacrum est rouge et menace de s'ulcérer; la poitrine est sonore, râle sous-crépitant des deux côtés.

11. Le pouls a la même fréquence et la même force; la gangrène s'est encore beaucoup plus étendue; l'escarre est plus large, d'un noir foncé, et s'étend du côté de la paupière gauche qui est jaune et comme ecchymosée, et gagne la fossette du menton où elle apparaît sous forme de tache noirâtre; odeur très fétide s'échappant de la bouche, la poitrine est sonore, râle sous-crépitant sec. Mort le 11 avril à deux heures du matin.

Autopsie. — Lésions buccales.

Face. La joue gauche est couverte d'une escarre noirâtre foncée; la peau qui l'entoure jusqu'à l'orbite et au nez a une teinte d'un vert sombre, escarre peu étendue à la fossette du menton. Lorsque la bouche est largement ouverte, on voit que la gangrène n'a point procédé suivant la profondeur; mais après avoir détruit toute la muqueuse de l'intérieur de la joue gauche, et parvenue à la commissure, elle s'est étendue à la peau qu'elle n'a point envahie dans toute sa profondeur. A l'intérieur, la gangrène a tout envahi; toute la muqueuse buccale est gangrenée, réduite en un putrilage grisâtre et horriblement fétide; le tissu osseux des bords alvéolaires est aussi détruit, toutes les dents sont mobiles, les incisives de la mâchoire supérieure sont détachées, la langue a déjà une teinte d'un noir verdâtre, mais n'est point profondément altérée, ainsi que le voile du palais et le pharynx.

Observation XXXIX — (Thèse Ragon, 1859).

Le jeune C..., entré le 11 janvier avec une légère éruption rubéolique sur la face et sur le corps. Puls. 120. Toux rauque, râles muqueux dans les deux poumons.

Langue sèche et saburrale à la base.

Rien à la gorge.

Le 13 *janvier*. Bronchite intense avec coryza.

Le 15 *janvier*. Les lèvres sont énormes et tendent à s'ulcérer : on craint également pour le nez; rien à la gorge.

Le 18 *janvier*. Le coryza est plus intense : les joues sont gonflées, lisses, il y a des ulcérations dans les fosses nasales et autour des gencives ; la fièvre est intense ; l'état du malade va en s'aggravant, et, le 19 *janvier*, les ulcères du nez ne sont pas couverts de fausses membranes, mais il se fait un écoulement continu, qui humecte et irrite la lèvre supérieure qui est rouge et enflammée ; les joues sont gonflées, luisantes et semblent infiltrées ; l'haleine a une odeur fétide ; le mouvement fébrile est très intense et on voit sur la face interne de chaque joue une plaque ulcéreuse large comme une pièce de 50 cent.

Le lendemain l'état est à peu près le même, les ulcérations ne sont pas étendues ; les joues semblent moins gonflées, les gencives moins saignantes.

Le 22 *janvier*. La face est très gonflée, pâle et luisante ; l'odeur de la bouche est devenue de plus en plus fétide ; les lèvres et les gencives sont recouvertes d'une couche épaisse de fuliginosités ; les téguments de la joue gauche correspondant au point ulcéré semblent indurés : Matité du poumon droit. Mort dans la journée.

Autopsie. Lésions buccales.

La bouche présente à la commissure labiale gauche une plaque gangreneuse de la largeur d'une pièce de 1 franc, s'étendant sur la partie interne de la joue et de la gencive. Les tissus sont gangrenés à deux centimètres de profondeur environ, et les téguments voisins sont très pâles. A droite on voit une plaque symétrique à la première, mais de dimensions moitié moins considérables. Rien à la gorge. Quelques ulcérations sur la cloison du nez.

Observation XL — (Thèse Blanckaert, 1868).

Émile R..., entre le 7 mars, âgé de 2 ans, à l'hôpital des Enfants-Malades, service du Dr Roger.

Rougeole avec délire violent.

Les lèvres sont sèches, fuligineuses, ainsi que les dents ; la langue est rouge et collante.

Toux sèche : diarrhée intense, verte. Pouls fréquent.

9 *mars*. État plus grave.

La cavité buccale est remplie de mucosités sales et visqueuses. La lèvre supérieure fortement tuméfiée, luisante, d'une couleur violacée, présente à la palpation un noyau d'induration encore peu étendu (menaces de gangrène). Diarrhée persistante. Puls. : 124. 10 *mars* mort.

L'autopsie n'a pu être faite, le corps ayant été réclamé.

OBSERVATION XLI. — (Thèse BLANCKAERT 1868).

Petite fille de 7 ans, présentant des exanthèmes : l'un morbilleux, l'autre scarlatineux.

Le douzième jour de l'éruption, l'odeur fétide de l'air expiré avait annoncé la gangrène de la bouche, bientôt confirmée par l'induration et l'infiltration œdémateuse de la joue gauche, dont la tuméfaction considérable se continuait avec celle de l'adénite correspondante, qui n'avait cessé d'augmenter. Lorsque la mort survint douze heures plus tard, au milieu des signes d'un épuisement extrême, le quart postérieur du bord alvéolaire du maxillaire supérieur était nécrosé, la partie correspondante de la muqueuse de la voûte palatine sphacélée, et une plaque noire de gangrène confirmée, de forme ovale, comprenant toute l'épaisseur des parties molles, avait envahi, sur une largeur de quatre centimètres, toute la partie de la joue qui s'étend de l'aile du nez du côté gauche jusqu'un peu au delà du bord maxillaire inférieur, y compris une portion des deux lèvres.

OBSERVATION XLII. — (Thèse THOMAS. *Contribution à l'histoire de la gangrène morbilleuse*, 1869).

Jeune fille de 18 ans : gangrène de la bouche, du pharynx et de la vulve. Mort.

Assez bonne constitution, réglée à 17 ans. Menstruation inégale.

30 *mars*. Éruption rubéolique à la face et sur la poitrine, râles sibilants.

7 *avril*. Déglutition difficile et douloureuse, la lèvre inférieure paraît boursouflée, œdématiée : dans le sillon gingivo-labial et en avant des incisives inférieures, petits noyaux gris ; il en est de même à la paroi postérieure des lèvres ; les parois buccales, surtout à droite, le voile du palais, les amygdales et le fond de la gorge sont couverts de plaques grisâtres. Les pseudo-membranes assez épaisses se détachent facilement par place au moyen d'un pinceau de charpie enduit de miel avec alun ; au-dessous la surface est suintante, sanguinolente.

8 *avril*. La lèvre inférieure est encore plus tuméfiée ; une plaque brun-noirâtre, comme gangrenée, s'est formée, elle est nettement circonscrite, très dure au toucher, large de deux centimètres carrés, ha-

leine très fétide ; avec de grandes difficultés pour ouvrir la bouche on aperçoit à la partie postérieure du pharynx une plaque noirâtre sur une base œdémateuse ; le reste de la bouche paraît sain et blanc en raison des cautérisations; déglutition très douloureuse avec suffocation. Cautérisation à l'acide chlorydrique, deux ou trois petites mouchetures pour l'écoulement de la sérosité.

8 *avril*. Boursouflement et sphacèle de la lèvre supérieure ; la langue devient grosse, une large couche épithéliale se détache de ses parties supérieures et latérales; il est impossible de voir le fond de la gorge; ganglions de plus en plus tuméfiés; sommeil profond. En passant le doigt dans la bouche on touche des surfaces inégales boursouflées; il y a presque anesthésie de toutes ces parties, ou du moins peu de mouvements réflexes à la suite de leur irritation.

10 *avril*. Coma. Mort.

La fièvre n'a pas quitté la malade. Il y a eu une stomatite et une angine pseudo-membraneuse avec dépouillement de la langue. Le dixième jour commencement apparent de la gangrène de la bouche, du pharynx et de la vulve.

Observation XLIII — (Même thèse.) — *Gangrène de la bouche. — Mort.*

Louise S..., 4 ans, entrée le 4 juillet. Il y a un mois rougeole et muguet en même temps. Il y a dix-huit jours que la gangrène a commencé.

5 *juillet*. La joue droite est le siège d'une tuméfaction considérable, rouge, avec mortification au centre, large de cinq centimètres. L'escarre noire commence à se détacher, elle atteint la commissure droite des lèvres et est distante de un centimètre de la narine droite. Mort le 11 juillet.

Autopsie. — La gangrène a envahi tout le côté droit de la face. L'escarre n'est pas encore détachée et exhale une odeur d'une épouvantable fétidité. Tous les tissus compris entre la muqueuse et la peau paraissent également affectés de gangrène. L'artère faciale présente des parois blanchâtres, épaissies, elle est encore perméable. Tout autour de la gangrène il y a un engorgement dur, lardacé, s'étendant presque au-dessous du bord inférieur du maxillaire inférieur. Le maxillaire supérieur droit est dénudé en entier, toutes les dents qui y correspondent sont branlantes, etc., etc...

Observation XLIV — (Thèse Barthe. 1885) empruntée à Boudet (thèse 1843).

Eures, Augustine, 6 ans, entrée le 12 mai 1840, à l'hôpital des Enfants-Malades, salle Saint-Étienne.

Rougeole, gangrène pulmonaire. Le 17 *juillet*, en s'approchant de l'enfant, on s'aperçoit que sa bouche exhale une odeur gangreneuse. En examinant cette cavité, on trouve que la gencive inférieure gauche, est, dans presque toute son étendue, noirâtre, molle, fétide, et que les dents correspondantes sont ébranlées (cautérisation à l'acide chlorhydrique : eau de riz vineuse gommée) ; mort le soir même.

Autopsie. — La gencive est ulcérée, noire, ramollie, fétide ; au niveau de la deuxième mollaire, à gauche, le périoste alvéolo-dentaire est lui-même ramolli et d'un brun foncé.

Observation XLV — (empruntée à Boudet, 1843).

Hergaleu (Agathe), 2 ans, entrée le 8 juillet 1840, salle Sainte-Anne ; mauvaises conditions hygiéniques, mauvaise constitution. Depuis le mois de janvier 1840, dépérissement.

Le 18 *juillet*, éruption rubéolique confluente sur tout le corps.

Le 15 *août*, odeur fétide de la bouche ; la gencive est ulcérée au niveau de plusieurs dents de la mâchoire inférieure.

La muqueuse malade est grisâtre, inégale (on cautérise avec l'acide chlorhydrique).

Le 16 août, de petites escarres se montrent au bord libre des deux lèvres. — Mort le même jour.

Observations XLVI — (empruntée à Boudet, 1843).

Gangrène des gencives, des joues, et d'une partie de la langue, ainsi que du voile du palais. Gangrène pulmonaire.

Le 11 août 1840, entre au n° 23 de la salle Sainte-Élisabeth, Joly (Angélique), âgée 5 ans.

Il y a quinze jours elle a été atteinte d'une rougeole bénigne qui a duré sept jours. Au bout de ce temps, il est survenu un gonflement des deux joues, et deux jours avant son entrée, un point noir gangreneux existait près de la commissure latérale droite. Cette tache s'est élargie, de la fièvre s'est développée, et le jour de son arrivée, la malade offre l'état suivant :

La commissure des lèvres est rongée des deux côtés par une ulcération gangreneuse qui a détruit également le bord libre des gencives inférieures jusqu'aux grosses molaires. Pouls à 132, régulier (Décoction de quinquina pour boisson et gargarisme).

Le 12 *août*. La gangrène fait des progrès malgré un traitement local énergique. 13 *août*. Toux sèche et fréquente. 14 *août*. Pouls petit, régulier : selles liquides abondantes. 15, 16, 17 *août*. La maladie s'étend dans tous les sens. 18 *août*. Mort.

Observation XLVII — (empruntée à Boudet. 1843).

Dans cette observation, la gangrène se développe pendant le cours de la rougeole, autour d'une fistule sous-maxillaire récente.

A l'autopsie, on trouve le maxillaire inférieur dénudé dans plusieurs points aux environs du trajet fistuleux, dont presque toute la longueur est gangrenée. La bouche renferme un mucus sanglant et fétide.

Observation XLVIII — (Thèse Louis, Montpellier 1887).

Gangrène de la lèvre supérieure, compliquant l'affection morbilleuse.

C...., 11 ans, entré le 22 mars.

Le 24 *mars*. La lèvre supérieure présente une ulcération de la largeur d'une pièce de un franc, qui est couverte de concrétions blanchâtres : lotion de la plaie avec de l'eau vinaigrée.

Le 25 *mars*. Point de modification dans l'ulcération de la lèvre : lavage avec une solution de nitrate d'argent au 1/100e.

Le 26 *mars*. L'ulcération de la lèvre a un bon aspect.

Observation XLIX — (empruntée à la clinique du Pr Grancher).

Richard, Henri, 2 ans et demi, entré le 7 avril, lit n° 5, salle Saint-Michel.

Marche rapide de l'infection rubéolique, mort survenue en quelques jours.

Le 3 *avril*, premiers symptômes.

Le 6 *avril*, début de l'éruption qui persiste jusqu'au 10 ; éruption classique, mais pâle, discrète ; quelques vomissements, légère diarrhée. Mauvais état de la nutrition. L'enfant est pâle, maigre ; les lèvres sont gonflées, œdémateuses et recouvertes de croûtes d'impétigo.

13 *avril.* Symptômes broncho-pulmonaires. 15 *avril.* Diarrhée intense.

17 *avril.* Sur la joue, près de la commissure labiale droite, gonflement œdémateux avec induration, sans escarre du côté de la peau ni du côté de la muqueuse.

19 *avril.* Gangrène de la muqueuse buccale; plaque sphacélique, parallèle à l'arcade dentaire, de 3 centimètres, fétide. Peau indurée, tendue, violacée, luisante; écoulement salivaire abondant, sanieux; des lambeaux de muqueuse gangrenée pendent au devant des dents. Visage pâle, soif vive, diarrhée intense, amaigrissement extrême.

20 *avril.* Aggravation de l'état local et général: induration de la joue presque totale; teint plombé, cyanique; respiration précipitée; refroidissement des extrémités; T.: 36° 8.

Mort à dix heures du soir, autant par le mauvais état général, la diarrhée et l'infection que par la gangrène buccale.

Autopsie. La plupart des viscères sont sains.

Un peu de spléno-pneumonie dans le poumon droit.

Ulcération intestinale au niveau d'une plaque de Peyer: est-elle de même cause que le noma? Il est impossible de le dire. L'escarre de la joue occupe toute la joue, le repli gingivo-buccal et les gencives qui sont saignantes et fongueuses: les incisives et la première molaire droite sont ébranlées et le sphacèle envahit la commissure des lèvres et s'étend jusqu'à l'arcade orbitaire.

Deux points sont à relever dans l'aspect de cette escarre: le processus paraît, en effet, avoir commencé soit du côté des lèvres où existaient primitivement de l'impétigo et de l'œdème, soit du côté des gencives, l'induration s'étendant du pli gingivo-buccal sur la bouche.

OBSERVATION L (empruntée à la clinique du Pr Grancher).

Kiefer, Adèle, 13 ans et demi, entre le 2 mars 1887, salle Sainte-Geneviève, lit n° 8, tuberculeuse: elle a eu, il y a dix ans, à la suite de la rougeole, une gangrène de la bouche, dont nous voyons encore les cicatrices. C'est sur la joue gauche, à deux centimètres de la commissure, une cicatrice cutanée, ovalaire, déprimée, blanche, lisse, plissée à son pourtour et comme froncée. La cicatrice buccale est située plus en arrière, à l'extrémité du sillon gingivo-buccal, vers la dernière grosse molaire ; à ce niveau, la muqueuse est blanche, nacrée et un tractus cicatriciel unit la joue à la gencive. Cette bride cicatricielle augmente la dépression cutanée quand l'enfant rit et comble le sillon gingivo-labial qui n'existe plus en cet endroit. Il n'y a aucune induration de la joue, qui est au contraire amincie. Pas de troubles fonctionnels ; pas de gêne de la phonation ni de la mastication.

Observation LI (inédite). — *Rougeole.* — *Stomatite gangreneuse.* — *Mort.*

Chaufourier, Angèle, 2 ans, entrée le 30 janvier 1889, salle Guersant, lit n° 9, service du Pr Grancher.

Antécédents héréditaires bons. Antécédents naturels : à onze mois, coqueluche ; un peu plus tard bronchite.

Le 24 *janvier*, la petite malade entre dans le service de M. de Saint-Germain pour une affection oculaire.

Le 30 *janvier*, elle entre, salle Parrot, avec une scarlatine très caractérisée.

État actuel : langue blanche, saburrale, rouge sur les bords. Le voile du palais et les amygdales sont le siège d'une rougeur très accentuée. Éruption sur le tronc, les avant-bras, le bas ventre et la face. Urines albumineuses. Râles sibilants et ronflants.

La scarlatine disparaît les jours suivants, lorsque le 7 février apparaît de la varicelle.

Le 18 *février*, se montre une éruption généralisée que le 19 *février* l'on reconnaît comme rubéolique. L'enfant passe salle Guersant.

Le 20 *février*. Au niveau de la commissure labiale droite, il existe une ulcération recouverte d'une croûte noire, ulcération qui semble due à une vésicule de varicelle au-dessous de laquelle se trouve une induration de la dimension d'une noisette, siégeant surtout sur la lèvre supérieure. On applique un cataplasme de fécule arrosée d'eau boriquée. Une fois la croûte tombée, attouchement avec de l'eau phéniquée au 1/20e.

Le 21 *février*. Malgré l'application des cataplasmes d'amidon boriqué, la croûte n'est pas tombée. Tout autour de cette croûte la peau prend une teinte noirâtre qui fait craindre le sphacèle : induration de la dimension d'une cerise.

Le 22 *février*. Le sphacèle de la bouche semble augmenter de volume. L'œdème profond atteint le volume d'une grosse prune : il est toujours dur. Au niveau d'une croûte de varicelle siégeant à la partie supérieure de la tempe gauche, on trouve une tache brun-noirâtre qui semble attester la transformation gangreneuse de l'ulcération de la varicelle.

Le 23 *février*. L'œdème a encore augmenté ; la joue gauche présente une induration énorme.

Le 24 *février*. La joue gauche est toujours énorme, violacée ; le sphacèle de la commissure labiale a diminué. — 1er *mars*. — Mort.

OBSERVATION LII (inédite). — *Stomatite gangreneuse.*

Descombes, Joseph, 13 mois, entré le 11 février 1889, salle Guersant, service du Pr Grancher.

Pas d'antécédents héréditaires.

Enfant né à terme, élevé à Paris au biberon par sa mère, s'est toujours bien porté jusqu'ici. Dentition sans accident. Il y a quinze jours le petit malade a été pris de bronchite avec catarrhe oculo-nasal. L'éruption a apparu il y a huit jours sur la face et sur le dos. Aujourd'hui, 11 février, fièvre ; l'enfant ne présente pas d'éruption, mais il est très pâle.

Les lèvres présentent des ulcérations qui paraissent gangreneuses. La langue, le voile du palais et les amygdales sont couverts d'un enduit blanchâtre, difficile à détacher et ne se dissolvant pas dans l'eau. Dyspnée intense. Passe au service de la diphtérie.

CHAPITRE VI

Pronostic et traitement

Il résulte de l'examen auquel nous nous sommes livré, qu'un certain nombre de complications buccales de la rougeole présente une gravité très grande, et que d'autres, bien que plus bénignes, ne méritent pas moins toute l'attention du médecin.

Le traitement que l'on doit appliquer pour éviter ces complications est le même pour toutes.

Dernièrement, dans un mémoire publié par M. Netter, cet auteur, étudiant les otites dans le cours de la rougeole, en arrive à conclure que l'on pourrait en diminuer le nombre, sinon les faire disparaître complètement, en pratiquant des lavages antiseptiques de la bouche et du pharynx.

En ce qui concerne les complications buccales de la rougeole, on doit avoir recours au même moyen.

La stomatite érythémateuse n'a par elle-même aucune gravité; le seul danger est qu'elle puisse ouvrir la voie à d'autres micro-organismes tels que, par exemple, le microbe de la diphtérie. Dans ce cas, on se trouvera bien, comme moyen prophylactique, de pratiquer les lavages antiseptiques, de façon à éviter toute contamination, par suite de la desquamation épithéliale qui en est la conséquence fréquente.

La stomatite aphteuse est, elle aussi, justiciable du traitement antiseptique, et c'est celui-ci qui, en dehors même de la rougeole, donne les meilleurs résultats curatifs. De plus, nous avons vu que la stomatite aphteuse, comme toute perte de substance des téguments, pouvait ouvrir la porte aux infections de nature diverse telles que la gangrène et la diphtérie.

Par conséquent le traitement antiseptique est ici d'absolue nécessité.

Il en est de même pour la stomatite ulcéreuse et la stomatite pseudo-membraneuse dans laquelle on pourra, avec raison, associer les lavages antiseptiques aux attouchements avec un collutoire au chlorate de potasse.

La stomatite diphtéritique nécessite *à fortiori* un traitement dont l'antisepsie sera encore plus rigoureuse.

Lorsque la gangrène buccale s'est produite, il faut employer avec soin les moyens antiseptiques pour empêcher que les micro-organismes, développés au niveau des points atteints, n'infectent toute l'économie.

Nous avons vu, d'autre part, que la meilleure façon de prévenir cette infection est de recourir au traitement que nous préconisons.

Enfin, il faudra tonifier l'enfant pour le mettre en état de mieux résister et de pouvoir combattre cette grave complication.

En résumé : toutes les fois qu'ayant à soigner un rubéolique chez lequel on peut redouter la contamination, alors même qu'il n'existe aucune lésion buccale, on aura recours dès le début de la rougeole, comme moyen préventif, à des lavages antiseptiques de la bouche.

On fera ces lavages une à deux fois par jour avec une solution saturée d'acide borique (4 pour 100).

Si, malgré cela, l'infection diphtéritique ou gangreneuse s'était produite, il faudrait s'adresser à des antiseptiques plus énergiques, à des solutions aqueuses de naphtol β (0,40 centigrammes pour 1000 grammes d'eau), à des lavages phéniques au 1/100e, et même, au besoin, faire des attouchements sur les parties atteintes avec des solutions fortes d'acide phénique, d'acide salicylique ou avec du naphtol β mélangé à du camphre, etc., etc.

Le traitement se résume en quatre mots : alimentation, aération, propreté, antisepsie.

CONCLUSIONS

Iº — On peut constater, dans le cours de la rougeole, du côté de la bouche, des manifestations morbides de deux ordres : les unes, sous la dépendance de l'infection rubéolique même ; les autres, surajoutées à l'affection première.

IIº — Les manifestations qui sont sous la dépendance de l'infection morbilleuse sont :

1º L'érythème buccal, véritable exanthème, souvent suivi de desquamation linguale.

2º La stomatite folliculaire, due à une hypersécrétion glandulaire avec obstruction du canal excréteur, coïncidant d'ordinaire avec des phénomènes analogues du côté de la peau, c'est-à-dire avec la miliaire.

IIIº — Les manifestations, résultats d'une infection surajoutée, peuvent être le muguet, les aphtes, la diphtérie, la gangrène de la bouche.

IVº — Se greffant sur les lésions buccales de la rougeole, la diphtérie peut affecter des sièges qui ne lui sont pas habituels, tels que la langue, par exemple.

Vº — Il est indispensable, lorsque l'on soigne des rubéoliques à l'hôpital, de pratiquer, tous les jours, au moins un lavage antiseptique de la cavité buccale (solution saturée d'acide borique) afin d'éviter l'introduction de tout germe infectieux.

Cette précaution doit être prise, dès le début de la maladie, alors même qu'il n'y a simplement qu'un léger degré de stomatite érythémateuse.

VI° — Les lavages antiseptiques devront être répétés plus fréquemment s'il y a stomatite aphteuse ou ulcéreuse.

VII° — Si, malgré toutes les précautions que l'on aura prises, il se produisait une stomatite diphtéritique ou de la gangrène de la bouche, il faudrait avoir recours à des antiseptiques plus énergiques et instituer un traitement approprié à chacune de ces maladies.

INDEX BIBLIOGRAPHIQUE

Becquerel. — *Gazette médicale*, 1836.
Rufz. — *Journal des connaissances médicales*, 1836.
Dechaut. — *De la rougeole*. Thèse, Paris, 1846.
Chaffard. — *De la rougeole*. Thèse, Paris, 1846.
Boulley et Caillault. — *Gazette médicale*, 1852.
Trousseau. — *Cliniques de l'Hôtel-Dieu*, 1852.
Tourdes. — *Sur le Noma*. Thèse de Strasbourg, 1848.
Rilliet et Barthez. *Maladies des Enfants*, 1853.
Lecornu. — *De la rougeole*. Thèse, Paris, 1853.
Martin Édouard. — *De la rougeole chez les enfants, ses variété et ses complications*. Thèse, Paris, 1859.
Ragon. — *De la rougeole compliquée chez l'enfant et chez l'adulte*. Thèse, Paris, 1859.
Touzelin. — *Étude sur quelques points de philosophie médicale à propos de la rougeole*. Thèse, Paris, 1859.
Janin. — *Relation d'une épidémie de rougeole chez les adultes, observée en 1862, à l'hôpital militaire d'Angers*. Thèse, Paris, 1863.
Blanckaërt. — *Des complications de la rougeole chez les enfants*. Thèse, Paris, 1868.
Jouault. — *Des affections des membranes consécutives à la rougeole*. Thèse, Paris, 1868.
Lafaye. — *De la gangrène dans la rougeole*. Thèse, Paris, 1868.
Blache et Guersant.
Evrard. — *Des complications de la rougeole chez les enfants*. Thèse, Paris, 1869.
Thomas. — *Contribution à l'étude de la gangrène morbilleuse*. Thèse, Paris, 1869.
Bouchut. — *Maladies des enfants*, 1871.

Gerhardt. — *Handbuch der Kinderkrankheiten.*

Carret. — *Quelques considérations sur la rougeole chez les enfants.* Thèse, Paris, 1871.

Sostrat. — Thèse, Paris, 1871.

Oyon. — *Recherches sur les causes de la gravité de la rougeole à l'hospice des Enfants-Assistés.* Thèse, Paris, 1873.

Behier et Hardy. — *Pathologie interne.*

Coyne. — *Anatomie de la muqueuse et anatomie pathologique des complications laryngées de la rougeole.* Thèse, Paris, 1874.

Combaud. — *Etude sur la diphtérie secondaire à la rougeole chez les enfants.* Thèse, Paris, 1879.

Barthe. — *Des gangrènes morbilleuses et principalement de la gangrène pulmonaire comme terminaison des broncho-pneumonies rubéoliques.* Thèse. Paris, 1880.

Cadet de Gassicourt — *Traité des maladies de l'enfance*, 1882.

Despine. — *Dictionnaire de méd. et de chir. pratique.* Art. rougeole.

Sanné. — *Dict. encyclopédique des sciences médicales.* Art. rougeole.

Dieulafoy. — *Manuel de path. int.*, 1882.

Dufour. — *Gaz. des hôp.*, novembre 1882.

Descroizilles. — *Path. et clinique enfantine*, 1884.

Renault. — *De la diphtérie consécutive à la rougeole.* Thèse, Paris, 1887.

Morn. — *New-York, Médic. revue*, 1880.

Krasine. — *France médicale*, 1881.

Wignal. — *Arch. physiologie*, novembre 1880.

Grancher. — *Bulletin médical*, 1887-1888.

TABLE DES MATIÈRES

Le Mans. — Typ. Ed. Monnoyer. — 1889.

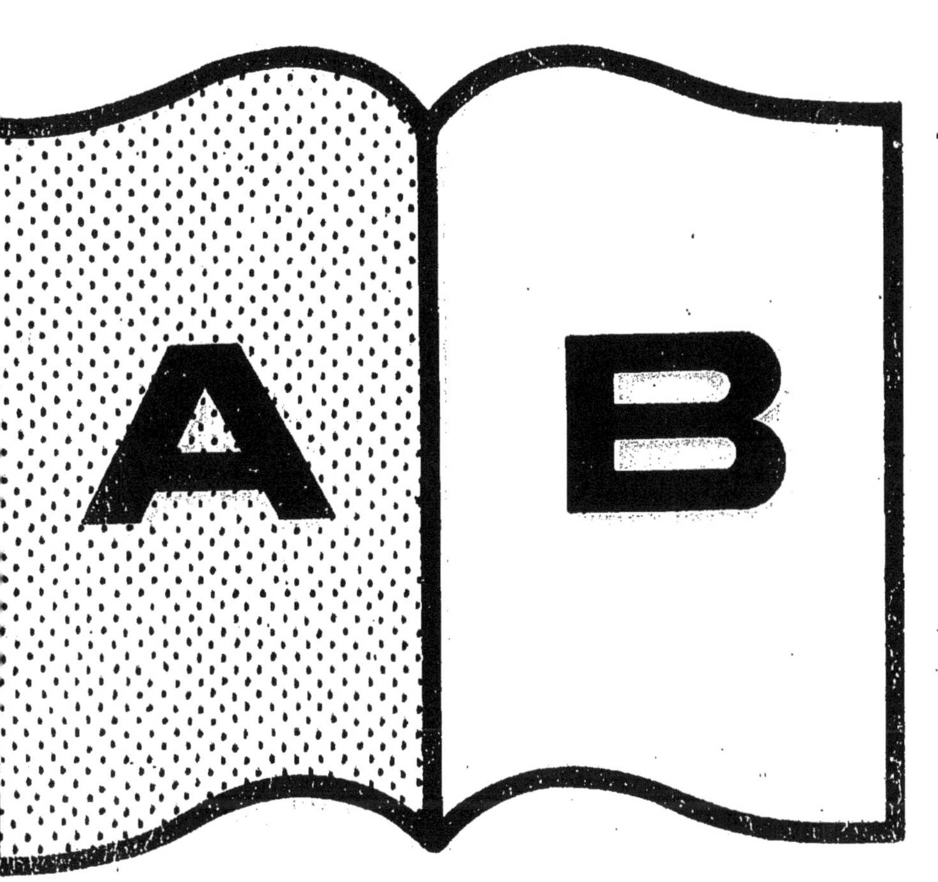

Contraste insuffisant

NF Z 43-120-14

www.ingramcontent.com/pod-product-compliance
Ingram Content Group UK Ltd.
Pitfield, Milton Keynes, MK11 3LW, UK
UKHW021220230726
13926UKWH00003B/1148